Pflege deinen Humor

Matthias Prehm

Pflege deinen Humor

Eine praktische Anleitung für Pflegepersonal

Mit 46 Abbildungen

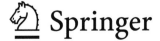 Springer

Matthias Prehm
Lauenburg, Deutschland

ISBN 978-3-662-56079-2   ISBN 978-3-662-56080-8 (eBook)
https://doi.org/10.1007/978-3-662-56080-8

Die Deutsche Nationalbibliothek verzeichnet diese Publikation in der Deutschen Nationalbibliografie; detaillierte bibliografische Daten sind im Internet über http://dnb.d-nb.de abrufbar.

Springer
© Springer-Verlag GmbH Deutschland 2018

Zeichnungen: Martje Kleinhans, Hilke Theis
Umschlaggestaltung: deblik Berlin
Fotonachweis Umschlag: © Pazimo, 2004
Künstler: Johannes Vogl
Foto: Amira Amor Ben Ali

Gedruckt auf säurefreiem und chlorfrei gebleichtem Papier

Springer ist ein Imprint der eingetragenen Gesellschaft Springer-Verlag GmbH Deutschland und ist Teil von Springer Nature
Die Anschrift der Gesellschaft ist: Heidelberger Platz 3, 14197 Berlin, Germany

Vorwort

Herzlich willkommen! Ich freue mich, dass Sie neben diesem Buch auch einen wunderbaren und verantwortungsvollen Beruf ergriffen haben. Unabhängig, ob Sie in der Pflege, Behandlung und Betreuung von Patienten, Klienten, Bewohnern oder Gästen arbeiten, Sie machen es täglich möglich, dass für viele Menschen das Leben etwas lebenswerter wird. In meiner 25-jährigen Tätigkeit als Krankenpfleger, die letzten 16 Jahre als Fachkrankenpfleger für Intensivpflege und Anästhesie und Praxisanleiter auf der Intensivbehandlungsstation für Schwerbrandverletzte im BG Klinikum Hamburg, habe ich täglich erfahren, wie wichtig es ist, sich den Sinn für Humor zu bewahren. Und darum geht es in diesem Buch: Wie können Sie sich Ihre gute Stimmung erhalten? Wie kann Humor helfen, den Alltag zu bewältigen? Wie schützen Sie sich vor der schlechten Laune anderer? Dieses Buch ist voll mit vielen Beispielen aus und für die Praxis, gesammelt aus der langjährigen Erfahrung im Pflegeberuf und aus meiner fünfjährigen Tätigkeit als Seminarleiter meiner Agentur „HumorPille".

Ironischerweise hat mir der Lieblingsfilm meiner Frau geholfen, mir die Freude bei der Arbeit zu bewahren: *Dirty Dancing!* Kennen Sie die Szene: „Mein Tanzbereich, dein Tanzbereich!"? Das ist ein sehr achtsamer Prozess, sich den eigenen „Tanzbereich" einzurichten: Ich komme gern zur Arbeit, habe nette Kollegen, wir sind gut organisiert, und die Arbeit macht mir Spaß. Dann stehe ich um 6.00 Uhr morgens im Dienstzimmer und wer sitzt da (manchmal): schlechte Laune, schlechte Laune, müde, schlechte Laune. Manche von Ihnen werden sagen: „So viele sind wir gar nicht!" Da werden Dienstpläne akribisch nach Ungerechtigkeiten untersucht: „Du, der April hat ja fünf Wochenenden und wir beide müssen drei davon arbeiten. Aber Sabine, die muss nur eins arbeiten! Sie hatte auch schon Ostern und Pfingsten frei! Im letzten Nachtdienst habe ich die Pläne der letzten vier Jahre durchgeschaut –

Sabine hatte dreimal beides frei!" Kennen Sie solche Szenen? Wenn Sie jetzt nicht auf ihren „Tanzbereich" aufpassen, sitzen Sie ganz schnell daneben und jammern mit. Genau hier setzt dieses Buch an. Sie können meist die Situation nicht ändern, aber Sie haben die Möglichkeit, Ihre Einstellung und Wahrnehmung auf sich zu fokussieren. Nutzen und bewahren Sie sich Ihren Tanzbereich, damit Sie auch in Zukunft diesen schönen Beruf mit Freude ausüben, und lassen Sie die schlechte Stimmung anderer nicht an sich ran. Schützen Sie sich vor negativem Humor. Zynismus und andauernder Sarkasmus geschehen meist auf Kosten anderer und richten sich gegen jemanden. Im Wesentlichen geht es in diesem Buch um einen sozialen, wertschätzenden und mitnehmenden Humor. Ein Patient (aus Saudi-Arabien) sagte einmal zu mir: „Matthew, you are a crazy brother!" Da dachte ich mir: Er hat Recht! Es heißt zwar anders, aber eine Portion „um die Ecke denken" und nicht alles so ernst nehmen hat mir immer geholfen. Ich habe dadurch einen leichten und angenehmen Tag mit den Patienten, meinen Kollegen und auch mit Kollegen aus „befreundeten" Berufszweigen.

Der Arbeitsalltag im Gesundheitswesen verlangt jeden Tag sehr viel von uns. Allerdings erhalten wir auch viel davon zurück. Ich habe mir 25 Jahre den Spaß bei der Pflege und Betreuung in der Klinik bewahren können. Humor war immer *die* Ladestation für meinen persönlichen Motivationsakku. Mit diesem Buch möchte ich Ihnen einen Strauß Blumen reichen, und Sie entscheiden, welche Blume Sie gut finden und behalten möchten! Oder mehr für Männer – dieses Buch ist ein offener Werkzeugkasten: Sie werden hier einige neue Werkzeuge finden, die Sie ausprobieren können. Sie finden die gleichen Werkzeuge, die Sie auch in Ihrem Kasten haben, vielleicht etwas aufpoliert und in einer anderen Farbe. Nehmen Sie sich heraus, was Ihnen gefällt! Sie haben es in der Hand, und viel Spaß beim Lesen!

Die Verwendung der weiblichen und männlichen Form orientiert sich jeweils an der Verständlichkeit und sprachlichen Ästhetik. Sie sollte nicht als Mangel an Wertschätzung dem jeweiligen Geschlecht gegenüber verstanden werden. Grundsätzlich sind immer beide Geschlechter gemeint.

Dieses Buch ist nur durch die Unterstützung von zahlreichen Personen möglich geworden. Ich möchte mich bei allen Menschen bedanken, die es ermöglicht haben, dass dieses Buch nun vor Ihnen liegt. Ich beginne chronologisch: Meine liebe Kollegin Christiane Berschmidt brachte mich in der Weiterbildung zum Fachkrankenpfleger auf die Idee, meine Facharbeit dem Thema Humor zu widmen. Ohne sie hätte ich diesen Weg sicherlich nicht eingeschlagen. Daraufhin hat meine damalige Pflegedienstleitung, Oliver Praße, diese Facharbeit im internen Intranet veröffentlicht. Sonst wäre sie, wie alle anderen Facharbeiten auch, benotet worden und im Keller verschwunden.

Nach sechs Monaten bekam ich einen Brief vom Leiter der Rekreationstherapie unserer Klinik, Frank Ladwig. Er schlug vor, dass wir das Krankenhaus humorvoller gestalten sollten. Das taten wir dann auch!

Alle geschilderten Beispiele sind mir in der Praxis genauso geschehen. Mit meinen tollen Kollegen auf der Intensivbehandlungsstation für Schwerbrandverletzte im BG Klinikum Hamburg habe ich spannende 16 Jahre erlebt und erfahren, wie erfüllend dieser schöne Beruf ist. Die wunderbare Leitung der Fachweiterbildung für Anästhesie und Intensivpflege am Bildungszentrum Schlump in Hamburg, Katrin Blank-Köster, hat mich von Beginn an gemeinsam mit Thomas Schulz (Leitung des gesamten Bildungszentrums) und Petra Schulz-Kirstein (Leitung Weiterbildung Praxisanleitung) unterstützt, mit dem Thema Humor an die Öffentlichkeit zu gehen. Das größte Geschenk von ihnen war das Vertrauen in mich und das Thema. Ich kann jedem wünschen, solche Menschen hinter sich zu wissen.

Ein riesengroßes Dankeschön an alle Verantwortlichen in den zahllosen Kliniken, die das Humorseminar für ihre Mitarbeiter gebucht haben. Ich möchte mich auch ausdrücklich bei allen Teilnehmern des Seminars bedanken. Nur durch die konstruktiven Rückmeldungen konnte sich das Seminar zu dem entwickeln, was es heute ist. Danke!

Ein großer Dank geht an alle Mitarbeiterinnen des Springer Verlages, die es erst ermöglicht haben, dass aus einer Idee ein Buch wird: Zunächst Frau Susanne Sobich, die mich zum Schreiben dieses Buches inspiriert hat, Frau Janina Sondergeld, die mit Geduld und Hartnäckigkeit mein Manuskript kontinuierlich verfeinert hat, sowie Frau Renate Schulz, Frau Esther Dür und Frau Ulrike Hartmann, die im Hintergrund den Überblick bewahrt haben und mit Rat und Tat zur Seite standen.

Zu guter Letzt gebührt der größte Dank meiner Familie. Mein Sohn hat mir häufig mit seiner Perspektive auf die Dinge und seinen humorvollen Einlagen im Alltag viele Vorlagen und Beispiele geliefert. Ich musste nur zuhören und aufschreiben! Der wichtigste Halt war natürlich meine Frau. Alles, was sie macht, hat etwas mit Liebe und Güte zu tun. Ihre Beständigkeit, Ruhe und der feine Blick fürs Detail sind ein unschätzbares Gut.

Matthias Prehm

Matthias Prehm
Lauenburg, Oktober 2017

Seit wann wird Humor nicht mehr belächelt?

Kleine Geschichte des gesunden Lachens im Gesundheitswesen

Ein Clown wirkt wie Aspirin, nur doppelt so schnell.
Groucho Marx

Stellen Sie sich vor, Sie werden auf einer Party jemandem vorgestellt als Humortrainer. Was werden die ersten Fragen sein? „Kann man davon leben?", „Haben Sie was Richtiges gelernt?" Oder: „Jetzt mal im Ernst, was machen Sie wirklich?"

Ich träume davon, dass es in einer Generation gelingen wird, die Humorforschung in eine anerkannte Wissenschaft überführt zu haben, mit mehreren Lehrstühlen in Deutschland, als Inhalt in allen pflegerischen, medizinischen und therapeutischen Berufen, und mit Partys, auf denen man sich eher schämt, wenn man Jurist, Verwaltungsdirektor oder Steuerberater ist.

Ich freue mich, für dieses Buch einen kleinen Überblick darüber zu geben, in welchem Zusammenhang das Engagement von Matthias Prehm für den Humor in der Pflege steht.

Matthias Prehm habe ich kennengelernt, als er noch in Bergedorf in der Klinik gearbeitet hat. Dorthin lud er mich ein, um eine Ausstellung mit Karikaturen zu eröffnen unter dem Titel „Lachen schadet Ihrer Krankheit". Und als ich schon mal vor Ort war, hielt ich gleich einen kleinen Vortrag für die Belegschaft. So lernten wir uns kennen und ich ermutigte ihn, das Thema weiter voranzutreiben. Es gab damals vor Ort schon eine Gruppe von Klinikclowns, aber keine Angebote für die Pflege.

Zusammen mit Matthias gestalteten wir eine Podiumsveranstaltung auf dem Kongress der Intensivpflege in Bremen, er besuchte Veranstaltungen beim Deutschen Humorinstitut in Leipzig von Eva Ullmann, und ich lud ihn zum Deutschen Pflegetag nach Berlin ein. Seinem Engagement, Durchhaltevermögen und seiner Begeisterungsfähigkeit ist es zu verdanken, dass er inzwischen bestens gebucht ist und viele Kliniken auf das Thema Humor sensibilisiert und auch sein Vortrag „Proud to be a nurse" ein Hit ist.

Humor in die Gesundheitsbranche zu bringen, haben aber weder er noch ich uns im luftleeren Raum ausgedacht. Dazu gab es zahlreiche Vordenker, die ich kurz erwähnen möchte. Keine Angst, ich fange nicht bei Aristoteles an – obwohl der sich schon sehr für die Kraft der Komik interessiert hat. Viele große Geister von Immanuel Kant, Arthur Schoppenhauer und Sigmund Freud haben sich intensiv damit beschäftigt, was diese Urkraft des Lachens auslöst und welche Funktion sie hat.

Einer der Pioniere der Humortherapie war der Österreicher Viktor Emil Frankl. Wegen seiner jüdischen Herkunft kam er 1942 ins KZ. Er überlebte. Aufgrund seiner Erfahrungen und Beobachtungen begründete er die „Logotherapie", die viel Wert darauf legt, sich mit dem Sinn (gr. logos) im Leben und Leiden zu beschäftigen. Denn seine zentrale Erkenntnis war, dass Menschen selbst unter den widrigsten Umständen in der Lage waren, der Situation einen „Sinn" abzutrotzen. Frankl verabredete mit anderen Häftlingen, sich jeden Tag einen Witz zu erzählen, und sagte im Nachhinein, dass die gezielte Beschäftigung mit Humor ihn davor gerettet habe, aufzugeben und zu zerbrechen. Auf seinen Gedanken bauten dann weitere Revolutionäre der Psychotherapie wie Paul Watzlawick auf, dessen *Anleitung zum Unglücklichsein* sich immer wieder zu lesen lohnt. Frankl ist in Deutschland viel zu wenig bekannt, dabei ist er für mich einer der bedeutendsten Psychologen und der Begründer von all dem, was heute unter „Resilienz" verhandelt wird.

Vielleicht kennen Sie den Film *Patch Adams*, in dem Robin Williams den anarchischen Medizinstudenten spielt, der versucht, mit den Patienten Quatsch zu machen, und dafür hochkant aus der Ausbildung rausfliegt. Der echte Patch Adams ist eher ein Aktivist als ein Clown und bis heute weltweit unterwegs, ob in Flüchtlingslagern, mit Straßentheater oder Vorträgen.

Der erste echte Klinikclown war aber Michael Christensen vom New Yorker Big Apple Circus, der als „Dr. Stubs" in einem weißen Kittel und mit einem Gummihuhn die ersten „Clownsvisiten" für Kinder startete. Eine seiner Mitarbeiterinnen, die Schauspielerin und Pantomimin Laura Fernandez, brachte diese Idee vor gut 20 Jahren nach Deutschland und startete mehrere regionale Gruppen und Vereine. Inzwischen ist sie die künstlerische Leiterin meiner bundesweiten Stiftung HUMOR HILFT HEILEN.

Parallel dazu entwickelte der amerikanische Sozialarbeiter Frank Farelly mit der deutschen Psychologin Eleonore Höfner die „Provokative Therapie" und setzte den Humor in den Mittelpunkt therapeutischer Arbeit, um Patienten und Klienten zu helfen. Vor einigen Jahren begann ein Medizinstudent in Leipzig das Projekt „Arzt mit Humor". Gemeinsam mit HUMOR HILFT HEILEN und dem Deutschen Institut für Humor werden Medizinstudenten in Humortrainings auf die besondere Arzt-Patienten Kommunikation sensibilisiert. 2017 erreichten wir einen Meilenstein: An der Uniklinik Münster haben wir das Humortraining nun fest ins Curriculum für alle Studenten integriert. Im Rahmen der Allgemeinmedizin geht es jetzt drei Stunden um „Wertschätzende und motivierende Kommunikation– Humor als Ressource im Arzt-Patienten-Gespräch". Ob sie wollen oder nicht: Am Humor kommt bald keiner mehr vorbei. Nicht als Schwarzbrot – sondern als der Belag, der die Botschaften und den authentischen Draht zum Patienten erst ermöglicht. Von mehreren Seiten und vielen fleißigen Mitstreitern wird Humor inzwischen als therapeutische und medizinische Heilkraft und als Handwerk unter die Lupe genommen.

Die Humorarbeit wird oft mit Clowns im Krankenhaus gleichgesetzt. Das war zwar historisch der Beginn, aber es ist nur ein Teil des Potenzials. Inzwischen gibt es neben den Klinik-Clowns viele Humortrainer, gut ausgebildete Humor-Therapeuten und Profis, was den helfenden Einsatz von Humor angeht. Und in der Pflege? „Pflegezeit ist Lebenszeit!" Und das sollte für beide Seiten gelten, für Patienten und Pflegende. Aber wer hat noch Zeit? Wenn Zeit Geld ist und gespart wird, wird am grausamsten an Zuwendung gespart, denn das fällt erst einmal nicht so auf. Ich habe selber noch an der Universitätsklinik der FU in Berlin gearbeitet, die heute zur Charité gehört. Es ist das größte Klinikum Europas. Was die wenigsten noch wissen: Das Wort Charité kommt nicht von Shareholder Value. Charité kommt von Caritas, der Nächstenliebe. Sich um kranke Menschen zu kümmern, war ursprünglich im christlichen Abendland ein Akt der Barmherzigkeit. Ein Patient ist kein Kunde, sondern ein leidender Mensch. Und die wichtigste Frage sollte auch nicht sein, wie mache ich mit dem 20 % Rendite, sondern: Was kann dem helfen? Deshalb glaube ich auch, dass es kein Zufall ist, sondern einer inneren Logik entspricht, wenn die Gegenbewegungen zur kommerzialisierten Medizin etwa zeitgleich entstanden sind, sowohl die Humor- als auch die Hospizarbeit wollen das Humane in der Humanmedizin stärken. Ein Krankenhaus ist ein Ort der Heilung, des Schicksals und des Sterbens. Überraschenderweise wird auch auf Palliativstationen und in Hospizen viel gelacht. HUMOR HILFT HEILEN finanziert aktuell ein Forschungsprojekt in der Palliativmedizin der Uni Bonn und eine regelmäßige Clownsvisite auf der Palliativstation in Jena, frei nach dem Motto von Georg Bernhard Shaw: „Das Leben hört nicht auf komisch zu sein, wenn wir sterben. So wenig wie es aufhört ernst zu sein, wenn wir lachen."

Ein großer Trend in Medizin, Therapie und Gesellschaft ist Meditation und Achtsamkeit. Und auch hier gibt es meines Erachtens eine große Querverbindung zum Humor. Im Lachen können Widersprüche bestehen bleiben, ohne dass sie aufgelöst zu werden brauchen. Unser Verstand will die Welt sortieren, die ist aber viel zu komplex, um sich in gut/böse, rechts/links, richtig/falsch einteilen zu lassen. Es gibt drei Zustände der Seele, wo Widersprüche existieren dürfen: der Traum, die Psychose und der Humor. An der Nicht-Begreifbarkeit des Lebens kann man verrückt werden, man kann daran verzweifeln, oder man kann darüber lachen. Lachen ist die gesündeste Art, und überhaupt nicht oberflächlich. Ein großes deutsches Missverständnis. Im Lachen akzeptiert man die Doppelbödigkeit des Seins. Schopenhauer sagte, jedes Lachen ist eine kleine Erleuchtung. Eine heitere Gelassenheit ist auch die Grundhaltung des Meditierenden, weil er versucht, seine subjektive Perspektive um eine übergeordnete Warte zu ergänzen, auf gut Deutsch: Man schaut sich selber beim Denken zu, und dabei muss man dann nicht jeden Gedanken, den das Hirn so vor sich hin quatscht, auf die Goldwaage legen. Und wenn es einem gelingt, sich auch im Alltag einmal selber über die Schulter zu schauen und nicht alles ernst zu nehmen, dann wird es leichter für einen selbst und andere. Die Schwerkraft des Lebens wird überwunden in dem Moment, wo man sich selber auf den Arm nehmen kann. Und in den Arm.

Warum zahlt das alles nicht die Kasse? Gute Frage. Bevor etwas in die Regelleistung übernommen wird, braucht es gute Studien, die Nutzen und Wirksamkeit belegen. Aber wer soll die bezahlen? Meistens wird nur geforscht, wenn es etwas zu verdienen gibt. Solange Lachen aber nicht in Pillenform zu pressen ist, sind die großen Forschungsgelder schwer aufzutreiben.

HUMOR HILFT HEILEN hat deshalb die größte Studie zu Humor in der Pflege selber finanziert und begleitet. Über 2500 Mitarbeiter des evangelischen Johanniswerkes in Bielefeld bekamen zwei Workshops von jeweils drei Stunden. In Teams von jeweils 15 Teilnehmern wurde geübt, gespielt und reflektiert: Wie gehe ich in Kontakt mit jemandem, was nehme ich alles wahr, was unterscheidet wertschätzenden von ironischem Humor, wie kann ich mit peinlichen Situationen leichter umgehen, und wie sorge ich als Pflegekraft so gut für mich, dass ein Lächeln nicht „aufgesetzt" werden muss, sondern aus mir heraus strahlt?

Durch die unabhängige wissenschaftliche Begleitung durch die Universität Zürich konnte belegt werden: Die Schulungen wurden extrem positiv bewertet, die Stimmung stieg, die schlechte Laune sank, und die allermeisten wünschten sich solche Schulungen viel öfter, damit der Effekt im Alltag noch mehr verankert wird. Die Pflegenden sagten Dinge wie: „Durch die

Humorschulung habe ich gelernt, wie ich besser mit anderen Menschen in Kontakt treten kann." „Die Schulung hat das Gruppengefühl positiv verändert, und ich habe gelernt, meine Teamkollegen von einer anderen Seite zu sehen." „Die Schulung hat mir geholfen, eine spielerische Einstellung im Beruf aufzubauen und achtsamer mit mir umzugehen."

Die Effekte wurden verbessert, wenn parallel ein Glückstagebuch geführt wurde, also jeden Tag drei schöne Momente schriftlich festgehalten wurden. Und auch für die Übergabe gab es ein schönes Ritual. Ein kleiner Stoffpinguin wurde im Stationszimmer deponiert, der „gefüttert" werden muss mit positiven Patientengeschichten. Denn oft gehen im Übergabestress die schönen Rückmeldungen unter, weil es vor allem um alles geht, was dringlich ist, schief lief oder noch zu erledigen ist. Der Pinguin erinnert daran, wie wohl man sich fühlt, wenn man in seinem Element ist. Und bevor eine Übergabe beendet wird, muss es einen kurzen Happen eines erfreulichen Erlebnisses geben. Im Krankenhaus spielen für die Atmosphäre auf Station untereinander und für die Beziehung zu kleinen und großen Patienten Humor und Spontaneität eine große Rolle. Viel davon lässt sich lernen und üben. Es geht nicht darum, sich zu verstellen oder sich lächerlich oder zum Clown zu machen – im Gegenteil. Die Wahrheit und die Situation sind oft viel komischer, wenn man sich traut, damit umzugehen. Humor heißt nicht, sich und den Anderen nicht ernst zu nehmen. Sondern den Stress, der natürlich dort herrscht, wo Menschen unter bedrohlichen Umständen zusammenkommen, erträglich zu machen.

„Humor ist Tragik plus Zeit". Humor ist überhaupt nichts Oberflächliches, sondern das tiefe Einverständnis in die Absurdität unserer Existenz. Wir kommen aus Staub, wir werden zu Staub, deshalb meinen die meisten Menschen, es müsste dann doch im Leben darum gehen, viel Staub aufzuwirbeln. Und alle Religionen und weisen Menschen der Welt sind sich in dem Punkte einig – darum geht es nicht. Wir können an den Widersprüchen der Welt verzweifeln, oder wir können darüber lachen. In den letzten Jahren findet ein Umdenken in der Psychologie statt, von den Defiziten und Diagnosen hin zu den Ressourcen und Resilienzfaktoren. Was schützt uns vor Burn-Out und Depression? Was gibt uns Kraft, wo tanken wir auf, wofür stehen wir morgens überhaupt auf?

Je länger ich die Humorarbeit unterstütze, desto wichtiger werden mir die Pflegekräfte. Ausgerechnet die idealistischen und hoch motivierten brennen am schnellsten aus, wenn ihre Ansprüche und die Realität aufeinanderprallen. Und die flexiblen und mehrfach Begabten wechseln das Terrain, weil sie keine Aufstiegs- und Entwicklungschancen sehen. Wenn die Lokführer oder die Piloten streiken, kommt man ein paar Tage nicht von A nach B. Aber wenn die Pflege streikt, kommt keiner mehr vom Bett aufs Klo. Und nach 12 Stunden ist jedem klar, was schlimmer ist. Alle reden von „personalisierter Medizin", sparen aber gleichzeitig am Personal. Was mich an der Humorbewegung nervt, ist ihr Hang zur Selbstüberschätzung. Wenn es ein Allheilmittel gäbe, wäre ja alles heil. Ist es aber nicht. Oft wird in den Humorseminaren und Vorträgen zu wenig über die Rahmenbedingungen der Pflege reflektiert. Konkret erlebten wir das in einer Reha-Einrichtung, wo die Stimmung so schlecht war, dass die Mitarbeiter allem, was „von oben" kam, grundsätzlich misstrauten. Das führte dazu, dass der Humorworkshop nicht als Auszeit vom Alltag und als Wertschätzung erlebt wurde, sondern zynisch kommentiert wurde mit: „Erst quetschen sie uns aus, und jetzt sollen wir auch noch dazu lächeln." Deshalb warne ich davor, mit Vorträgen oder „Motivationsveranstaltungen" etwas kitten zu wollen, bevor man sich darüber unterhalten hat, woran Menschen vorher zerbrochen sind. Was kann ein Vortrag/Seminar dann leisten? Themen bewusst machen, Ressourcen ausbuddeln und ein Umdenken anstoßen und bei den Führungskräften ein Commitment einfordern, etwas zu ändern, auf den verschiedenen Ebenen. Lärm, Neonlicht, Zeitdruck und schlechtes Essen – man muss schon ziemlich gesund sein, um im Krankenhaus zu überleben, sowohl als Patient als auch als Mitarbeiter. Doch es geht auch anders: Unter dem Stichwort „Heilende Architektur" werden bei der Konzeption vieler Krankenhäuser schon heute „gesündere" Grundsätze berücksichtigt. Freundliche Farben, wärmeres Licht und Badezimmer, die als solche auch zu erkennen sind. Ich wäre glücklich, wenn es in jedem Krankenhaus eine kleine Keller-Disko gäbe, in der sich alle Mitarbeiter nach dem Dienst fünf Minuten lang bei lauter Musik den ganzen Stress aus dem Leib tanzen, die Dienstkleidung ablegen, ihre berufliche Rolle bewusst verlassen könnten und den Stress so nicht mit nach Hause nähmen.

Je länger ich Gesundheitspolitik beobachte, desto misstrauischer bin ich, wenn ich höre, „der Markt" regle alles. Sicherheitsgurte haben Tausende von Menschenleben gerettet, aber sie haben sich nicht von allein durchgesetzt, sondern erst, als eine Vorschrift erlassen wurde, die unsere „Freiheit" hinter dem Steuer einschränkt. Genauso sinnvoll wäre es, feste Mindestbesetzung für Stationen gesetzlich festzulegen. Im Gesundheitswesen arbeiten mehr Menschen als in der Automobilindustrie – und zynisch könnte man die Automobilindustrie als einen Zulieferer bezeichnen. Wir haben eines der besten und teuersten Gesundheitssysteme der Welt, aber in den letzten Jahren hat sich daraus eine Industrie entwickelt, die versprach, immer effizienter und ökonomischer zu handeln, sich aber von den Bedürfnissen der Patienten abkoppelte: Es wird geröntgt und nicht geredet, es wird operiert statt abgewartet, es werden teure Medikamente entwickelt, statt dafür zu sorgen, dass

Prävention in den Lebenswelten Krankheiten verhindert. Die Ärzte in den Krankenhäusern sind frustriert, weil sie mehr oder minder direkt angehalten sind, Umsatz zu machen. Die Patienten fühlen sich verloren, weil sie immer schneller durch die Maschine geschleust werden. Und die Pflegekräfte und Menschen in anderen therapeutischen Berufen gehen auf dem Zahnfleisch, weil man an ihnen am einfachsten sparen kann. Zuerst geht die Motivation flöten, dann verlassen alle, die eine andere Option haben, fluchtartig das System. Deutsche Ärzte und Pflegekräfte wandern in die Schweiz und nach Skandinavien ab, weil sie hier für sich keine Perspektive sehen. Dafür werben wir mühsam wieder Personal in Osteuropa, Spanien und Griechenland an, das sich hier schwertut. Ein absurder Kreislauf, der dazu führt, dass bald keiner mehr da ist, der Deutsch als Muttersprache spricht, obwohl sich doch alle einig sind, wie wichtig Zuhören, Sprechen und Kommunikation im Team für eine erfolgreiche Behandlung sind. Es braucht Wissen und Motivation, Teamentwicklung und Führungskultur. Das geht aber nicht, wenn jeden Tag neue Leute einspringen, weil Stellen chronisch unterbesetzt sind. Viele, die in diesem Beruf ihre Berufung gesehen haben, sind frustriert, weil die Realität nichts mit dem zu tun hat, wofür sie einmal angetreten sind. Im Gegensatz zur Ärzteschaft hat die Pflege zu wenig Standesvertreter und politisches Gewicht. Deshalb finde ich es richtig, eine Bundespflegekammer zu etablieren, die Ausbildung zu akademisieren und aufzuwerten und öffentlich mehr Druck zu machen, sich diesem großen Zukunftsthema anzunehmen, denn früher oder später sind wir alle davon abhängig, dass sich jemand um unsere Eltern, unsere Kinder oder um uns selber kümmert.

Am Anfang des „Hospitals" stand die Gastfreundschaft, die Idee, dass ein Mensch, der leidet, Hilfe bekommt, und zwar unabhängig von seinem Einkommen und seiner Nützlichkeit für die Gesellschaft. Ein Patient ist kein „Kunde". Die erste Frage sollte auch heute noch lauten: Wie kann ich helfen? Und nicht: Wie mache ich mit deinem Leid 20 % Gewinn? Was wurde aus Zuwendung, Mitgefühl und Solidarität in einer Zeit von „Patientengut", „Basisfallwert", „mittlerer Grenzverweildauer" und „Codierverantwortlichen"? Und warum ist „Humorlosigkeit" keine Diagnose?

Ich hoffe, Sie konnten Ihren Blick erweitern, dass Humor mehr ist, als ein Lächeln aufzusetzen. Viel mehr. Möge die Kraft der heiteren Gelassenheit immer mit Ihnen sein.

Und ein letzter Gedanke zu den letzten Dingen. Humanmedizin heißt auch, dass jeder Mensch ein Recht darauf hat, nicht perfekt zu sein, nicht zu funktionieren, Hilfe zu brauchen. Die Menschen leiden manchmal mehr an den zu großen Erwartungen an das Leben als am Leben selbst. Es kann entlasten, wenn wir anerkennen, dass man eben nicht alles in der Hand hat.

Und dass der Tod keine Beleidigung der medizinischen Kunst darstellt, sondern dass ein würdiges Sterben zum Leben und zur Medizin dazugehört. Mein Lieblingscartoon dazu stammt von den Peanuts. Charly Brown ist deprimiert und sagt: „Eines Tages werden wir alle sterben." Und Snoopy kontert: „Stimmt – aber an allen anderen Tagen nicht!"

Buchempfehlungen

- Ulrich Fey: *Clowns für Menschen mit Demenz.* Mabuse Verlag
- Harald-Alexander Korp: *Am Ende ist nicht Schluss mit lustig. Humor angesichts von Sterben und Tod.* Random House
- Eckart v. Hirschhausen. *Wunder wirken Wunder. Wie Magie und Medizin uns heilen.* Rowohlt
- www.humor-hilft-heilen.de
  Hier finden Interessierte auch Informationen und Fördermöglichkeiten für Workshops.

Frankfurt am Main, Herbst 2017

Eckart v. Hirsch

Dr. med. Eckart von Hirschhausen
Gründer der Stiftung Humor Hilft Heilen

Inhaltsverzeichnis

Autor

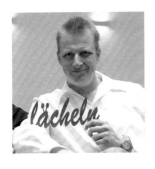

Matthias Prehm geb. 1972, arbeitete 16 Jahre als Fachkrankenpfleger auf der Intensivbehandlungsstation für Schwerbrandverletzte im BG Klinikum Hamburg. Nach seiner Weiterbildung zum Fachkrankenpfleger für Anästhesie und Intensivpflege (Titel der Facharbeit: *Humor in der Pflege mit brandverletzten Patienten*) hat er sich zur Aufgabe gemacht, das Krankenhaus humorvoller zu gestalten. Neben der Humorausstellung „Lachen schadet Ihrer Krankheit" wurde die Idee geboren, Humorseminare für Mitarbeiter anzubieten. Kurz darauf gründete er die Seminaragentur „HumorPille" und bietet nun deutschlandweit Seminare, Workshops und Vorträge zum Thema „Humorvoll arbeiten und leben!" an. Er ist Botschafter der Stiftung „Humor hilft heilen" von Dr. med. Eckart von Hirschhausen und möchte den Teilnehmern in seinen Seminaren vermitteln, dass Glück, Wertschätzung, Empathie und Achtsamkeit die Grundvoraussetzungen sind, um einen schönen, einladenden Humor zu pflegen.

Seine Vortragsthesen:

- Humor ist eine herausragende Charakterstärke, und sie ist lernbar!
- Verbessern Sie mit Wertschätzung und Empathie die Stimmung bei der Arbeit
- Stressbewältigung und Steigerung der eigenen Resilienz

- Mit mehr Motivation erhöhen Sie die Loyalität und steigern die Motivation Ihrer Mitarbeiter
- Zufriedene Mitarbeiter leisten gerne mehr

Kontakt:
www.humorpille.de
office@humorpille.de
www.facebook.com/Humorpille

1

Warum Humor so wichtig ist

Seitdem ich mich mit dem Thema Humor intensiver beschäftige, höre ich immer wieder Sätze wie „Humor? Wir haben hier ganz andere Probleme!" Das stimmt! Die Probleme im deutschen Gesundheitswesen sind groß und die Herausforderungen noch größer. Es ist auch unübersehbar, dass das Thema Pflege in der Politik angekommen ist, und doch ist die Diskrepanz riesig: Im Jahr 2017 hat der 4. (!) Deutsche Pflegetag in Berlin stattgefunden. Im gleichen Jahr wird der 120. Deutsche Ärztetag abgehalten. Da ist also noch Luft nach oben.

Im Spätsommer 2017 wurde ein Kompromiss in der großen Koalition errungen, der die Pflegeausbildung im Rahmen einer Generalistik zusammenführen soll. Herausgekommen ist eine Generalistik „light". Viele Beobachter hatten mehr Mut bei dieser Reform gefordert. Es ist zwar ein Schritt in die richtige Richtung, allerdings nur ein kleiner. Die Akademisierung der Pflege schreitet voran, Pflegewissenschaftler werden in den Kliniken bald unabdingbar sein. Pflegeforschung, international schon weit verbreitet, wird die Bedeutung der Pflege auf ein Niveau anheben, das es uns ermöglicht, auf Augenhöhe mit Kollegen aus dem europäischen Ausland, den USA und Australien zu diskutieren.

Das Deutsche Institut für angewandte Pflegeforschung hat im Pflegethermometer 2014 (Isfort et al. 2014) eindrücklich wissenschaftlich belegt, dass sich die Personalkosten im deutschen Gesundheitswesen wie folgt verändert haben: Im Zeitraum von 2002 bis 2012 stiegen die Personalkosten für die Pflege von 13,1 Mio. auf 14,7 Mio. Euro pro Jahr, was einem Zuwachs von 12,4 % entspricht. Im gleichen Zeitraum stiegen die Personalkosten für den

© Springer-Verlag GmbH Deutschland 2018
M. Prehm, *Pflege deinen Humor*, https://doi.org/10.1007/978-3-662-56080-8_1

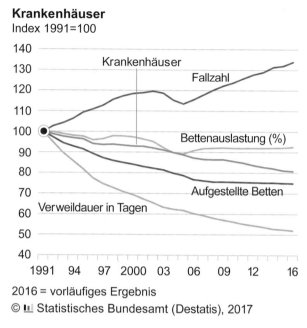

Krankenhäuser
Index 1991=100

Abb. 1.1 Krankenhauseinrichtungen. (Statistisches Bundesamt 2017)

ärztlichen Bereich von 8,8 Mio. auf 15,2 Mio. Euro. Dies entspricht einem Plus von 72,9 %. Wenn man die Inflationsrate für diese 10 Jahre von 17,7 % gegenrechnet, haben die Mitarbeiter der Pflege real nicht mehr verdient, und die gestiegenen Kosten im ärztlichen Sektor wurden quasi mit den Einsparungen in der Pflege gegenfinanziert (Abb. 1.1). Die Zahl der Vollzeitstellen bei den Ärzten wurde erhöht und die im Pflegebereich um 15 % verringert. Gleichzeitig sind die Fallzahlen erhöht, die Pflegetage und die Verweildauer jedoch reduziert worden. Die Pflegenden arbeiten in Deutschland dauerhaft an ihrer Belastungsgrenze. Eine Analyse des Statistischen Bundesamts verdeutlicht, dass eine Pflegekraft vor 25 Jahren noch ein Drittel weniger Patienten betreut hat (Statistisches Bundesamt 2017) (Abb. 1.2).

Mehr Patienten mit weniger Personal!
Es werden viel mehr Patienten in einem kürzeren Zeitraum mit weniger Personal durch die Kliniken geschleust (Abb. 1.3).

Und dann soll man auch noch seine gute Laune bewahren? Diese Tatsachen kann man doch nicht so einfach weglächeln! Genau. Darum geht es in diesem Buch auch gar nicht. Ich richte mich hier vielmehr an die Menschen, die täglich

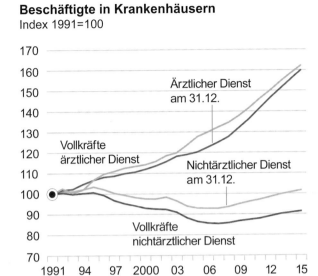

Abb. 1.2   Krankenhausbeschäftigte. (Statistisches Bundesamt 2017)

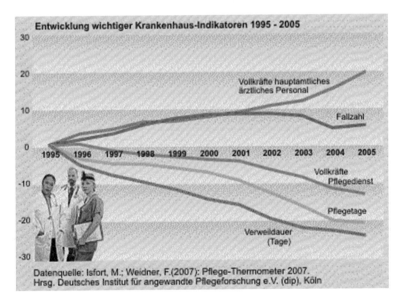

Abb. 1.3   Klinikindikatoren. (Isfort und Weidner 2007)

diesen Spagat zwischen Kostendruck und Zeitmangel auf der einen Seite und empathischer Zuwendung und würdevoller Pflege auf der anderen Seite schaffen.

Als ich morgens um 6 Uhr zum Frühdienst auf die Station kam, rechnete ich mit noch vier weiteren Kollegen, die gestern noch auf dem Dienstplan standen. Als Dritter setzte ich mich guter Dinge zur Übergabe, als die Kollegin vom Nachtdienst ins Dienstzimmer kam und sagte: „Wir können anfangen, mehr werdet ihr heute nicht!" An diesem Tag hatten wir eine Bettenauslastung von 100 %. Jeder Patient hatte entweder eine OP oder einen aufwändigen Verbandwechsel. Wir standen vor einem riesigen Arbeitsberg und wussten nicht, wo wir zuerst anfangen sollten. Da saßen wir also und tranken unseren mittlerweile bitter gewordenen Kaffee. Unvermittelt sagte eine Kollegin, mit Blick auf den Boden, versteinerter Miene und verschränkten Armen: „Na toll, morgen melde ich mich auch krank! Die anderen können dann mal sehen, was sie davon haben!" Nun dachte ich: Wir sind nur zu dritt, und ich muss mich den ganzen Tag auch noch mit der schlechten Laune meiner Kollegen abgeben.

Kennen Sie solche Tage? Wer hier mit „nein" antwortet, arbeitet nicht im Gesundheitswesen! Genau das ist nämlich der Alltag, und das sind die spürbaren Auswirkungen, die jeder beruflich Pflegende schon viel zu häufig erlebt hat. Gefühlt hat man am Ende des Tages 12 Stunden gearbeitet und dabei trotzdem das schlechte Gefühl, nichts geschafft zu haben. Sie nehmen gedanklich die Arbeit mit nach Hause und rufen vielleicht später nochmal auf Station an, weil Ihnen etwas eingefallen ist. An ein Abschalten ist überhaupt nicht zu denken.

Nach dieser moralischen Bankrotterklärung meiner Kollegin stand ich auf und sagte beim Rausgehen: „Das hört sich hier alles total stressig an. Ich gehe erst mal zur anderen Intensivstation zum Aushelfen, vielleicht ist es dort ja etwas ruhiger!" Die andere Kollegin neben mir hatte verstanden, was ich meinte, schaute mich an und sagte: „Hey, das ist eine tolle Idee! Ich habe so viel im Büro zu tun, ich mache heute einen Bürotag und komme gegen Mittag wieder auf Station zurück!" Völlig entgeistert blickte die schlecht gelaunte Kollegin immer wieder von links nach rechts und traute ihren Ohren nicht. Wir gingen zu ihr und sagten mit einem Augenzwinkern: „Wenn eine das schafft, dann du!" Durch diese maßlose und auch mutige Übertreibung brachten wir sie zum Lachen. Auf einmal waren wir nicht mehr drei Einzelkämpfer, die krampfhaft versuchten, den Tag zu überstehen. Wir überlegten gemeinsam, wie wir den Tag meistern konnten: Welche Verbände machen wir heute Mittag, wenn der Spätdienst da ist? Können wir etwas auf morgen verschieben? Wer kann uns unterstützen? Letztlich war es so, dass uns bei einem Verband die Chirurgen und bei zwei kleineren Verbandwechseln eine Kollegin der Nachbarstation unter die Arme griff. Am Ende des Dienstes merkten wir, was wir alles geschafft hatten und waren stolz darauf. Kennen Sie solche Tage auch? Durch das gemeinsame Lachen fühlten wir uns plötzlich der Situation gewachsen, waren wieder souverän und kamen aus dem Reagieren in die Handlungsfähigkeit. Wir bestimmten unseren Alltag wieder selbst und suchten nach konstruktiven Lösungen. Wir waren ein Team und kommunizierten mit anderen Berufsgruppen auf Augenhöhe. Aus diesem Grund ist Humor so wichtig.

Humor öffnet Türen, zeigt Wege auf, bringt den Raum zum Leuchten und ist ein wunderbares Ventil. Je besser ich die jeweilige Arbeitssituation akzeptiere, desto eher finde ich Lösungen, diesen riesigen Arbeitsberg abzutragen.

Zu Beginn eines Humorseminars stelle ich den Teilnehmern zwei Fragen, angelehnt an das Buch *Humorfähigkeiten trainieren* von McGhee et al. (2013):

- Warum ist der Sinn für Humor wichtig?
- Was bedeutet es, einen Sinn für Humor zu haben?

Warum ist der Sinn für Humor wichtig?

Die Diskussionen im Seminar sind immer rege, jeder Teilnehmer hat dazu eine Idee und bringt sich ein. Die Grundaussage ist klar: Humor ist wichtig (einige sagen sogar: überlebenswichtig!). Niemand kommt auf die Idee zu sagen: „Humor hat mir noch nie geholfen." Für viele bringt er die Leichtigkeit und Offenheit wieder in den Alltag zurück. Einige nutzen Humor auch als Schutzschild für sich und zum Spannungsabbau.

Humor, so heißt es, ermöglicht einen leichteren Zugang zum Gegenüber. Eine lockere Bemerkung oder einen kleinen Scherz empfinden viele Menschen als gute Möglichkeit, Energie bei der Arbeit zu gewinnen. Humor wird als Türöffner und Eisbrecher bezeichnet. Gelingt das immer und bei jedem? Nein. Ein paar Grundvoraussetzungen müssen vorhanden sein, damit der gewünschte Effekt eintreten kann. Im weiteren Verlauf dieses Buches wird deutlich werden, welch elementare Bedeutung Empathie, Achtsamkeit, Wertschätzung und Glück im Zusammenspiel mit Humor haben.

Was bedeutet es, einen Sinn für Humor zu haben?

Während sich die vorhergehende Frage eher an die allgemeinen Fähigkeiten von Humor richtet, geht es bei der Frage „Was bedeutet es, einen Sinn für Humor zu haben?" um die eigenen persönlichen Einstellungen und Ansichten zum Alltag und seinen Herausforderungen. Was sagt es über einen Menschen aus, humorvoll zu sein? Häufig werden Attribute wie Sympathie und Empathie genannt. Man ist gerne mit humorvollen Menschen zusammen, bei der Arbeit und im Privatleben. Viele Pflegende nennen immer wieder Kollegen, mit denen sie lachen können, als einen der Gründe, anstrengende und belastende Arbeitstage zu bewältigen. Humorvolle Menschen werden als aufgeschlossen und gesellig angesehen. Viele meinen sogar, dass humorvolle Menschen deutlich beziehungsfähiger sind. Das liegt möglicherweise an der Fähigkeit, sich selbst nicht so ernst zu nehmen. Eine Prise Selbstironie zeugt von Selbstbewusstsein, ebenso die Eigenschaft, in Situationen eine andere Perspektive einnehmen zu können.

> **Beispiel**
>
> Was Selbstironie bewirken kann, haben wir auf Station während einer Visite erlebt: Ein Patient hatte in der Nacht zuvor Herzrhythmusstörungen, und demzufolge wurden mehrere EKGs geschrieben. Bei der Visite, anästhesiologisch geleitet, standen alle Beteiligten (Chirurgen, Pflegende, Physiotherapeuten, Anästhesisten, Seelsorger) vor dem Zimmer; die Ereignisse der letzten Nacht wurden erörtert. Der leitende Oberarzt der Abteilung für plastische und ästhetische Chirurgie hielt ein EKG in der Hand und hörte aufmerksam zu. Aus dem Hintergrund bemerkte jemand: „Das EKG andersrum halten!" Alle lachten, und während der Chirurg das EKG langsam umdrehte, sagte er: „Zacken nach oben sind gut, oder? Zacken nach unten schlecht? Und was ist, wenn keine Zacken mehr da sind?"

Humor ist der Klebstoff für den täglichen Scherbenhaufen

„Humor ist für mich wie Tiramisu. Er hebt mich hoch, er baut mich auf!" Diese treffende Formulierung stammt von einer meiner Seminarteilnehmerinnen. Mit Humor bieten sich häufig neue Möglichkeiten. So fällt es vielen leichter, in einer belastenden Situation umzudenken und einen Perspektivwechsel vorzunehmen. In stressigen Situationen verlieren einige Kollegen leicht den Überblick und engen sich gedanklich ein. Durch Humor können diese selbstaufgesetzten Scheuklappen abfallen, und Sie können wieder deutlich produktiver und kreativer arbeiten.

Doch warum ist Humor wirklich wichtig? Abb. 1.4 zeigt beispielhaft die Station, Abteilung oder Wohneinheit, in der Sie arbeiten. Sie haben 24 Kollegen, zählen Sie bitte die Kästchen: von links nach rechts sind es 6, von oben nach unten 4. Auf meiner Station meldet sich immer mal jemand krank, vermutlich ist es bei Ihnen genauso. Das heißt: Mal? Einer? Den Sommer erkennen Sie in Hamburg daran, dass der Regen wärmer wird (Abb. 1.5)!

Bevor wir zur Auflösung kommen, möchte ich Ihnen einige Begebenheiten erläutern, die mich nachdenklich machten: Mir passierte im letzten Jahr Folgendes: Ich habe einen Steinschlag in der Windschutzscheibe und rufe bei der Versicherung an. Am nächsten Tag habe ich noch eine Frage, da sagt die nette

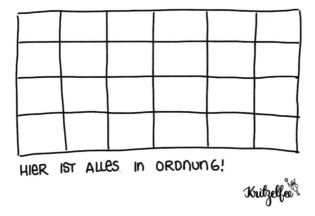

Abb. 1.4 Hier ist noch alles in Ordnung. (Zeichnerin: Martje Kleinhans. Mit freundl. Genehmigung von Matthias Prehm)

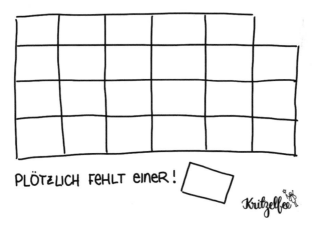

Abb. 1.5 Plötzlich fehlt einer! (Zeichnerin: Martje Kleinhans. Mit freundl. Genehmigung von Matthias Prehm)

Dame: „Ach Herr Prehm, das tut mir leid, für den Buchstaben P bin ich nicht zuständig. Die Kollegin ist heute nicht im Haus, da müssen Sie bitte Montag wieder anrufen." Da dachte ich mir, das ist ja mal eine gute Idee! Das mache ich im nächsten Dienst auch. Ein Kollege meldet sich während des Dienstes krank und ein Patient, den dieser Kollege vorher betreut hat, klingelt. Ich stehe im Zimmer: „Ja, bitte?" „Oh, gut, dass Sie da sind, ich habe solche Schmerzen!" „Ach, das tut mir leid, ich bin leider nicht für Sie zuständig! Der Kollege, der eben noch für Sie da war, hat sich eben krank gemeldet. Aber er kommt bestimmt morgen wieder, keine Sorge! Einfach mal auf die andere Seite drehen (Abb. 1.6)!"

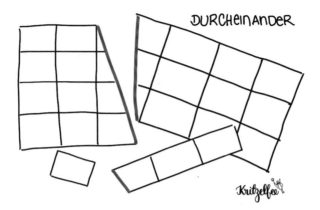

Abb. 1.6 Ein großes Durcheinander. (Zeichnerin: Martje Kleinhans. Mit freundl. Genehmigung von Matthias Prehm)

Überall, wo Menschen mit Menschen arbeiten, sind die vier großen „M" und „H" ungemein wichtig: **Man muss Menschen mögen** und **Herz, Hirn, Haltung** und **Humor** besitzen. Dann sind Sie in der Lage, kreativ und flexibel auf Situationen zu reagieren. Ohne Scheu, Ärger, Streit und düstere Gedanken schaffen Sie es, weil es um Hilfe für Menschen geht. Kein Dienst hört genauso auf, wie er sich noch bei der anfänglichen Übergabe angehört hat. Trotzdem würden Sie nicht in jedes zweite Patientenzimmer gehen und die Klingel rausziehen mit den Worten: „Wir sind heute nur zu zweit anstatt zu viert. Morgen kommt wieder jemand zu Ihnen!" oder „Heute Nachmittag kommt doch Ihre Tochter, die hilft Ihnen schon!". Sie stellen sich jeden Tag, fast jeden Moment, auf Ihr Gegenüber und die neue Situation ein und machen häufig Unmögliches möglich. Wie geht das? Weil es um Menschen geht! Alle Pflegenden kennen die Situation, wenn sie auf einer Party gefragt werden: „Was machst du eigentlich beruflich?" Und Sie antworten: „Ich bin Krankenschwester." Die häufigste Antwortet lautet: „Ach, das könnte ich nicht!" Dann denke ich mir manchmal: „Stimmt, kann auch nicht jeder." Alle Menschen, die im Gesundheitswesen tätig sind, können und sollten sehr stolz darauf sein, was Sie jeden Tag leisten.

Nun aber zur Antwort auf die Frage, wie die Lücke aus Abb. 1.5 geschlossen werden kann: Nur gemeinsam schaffen Sie es! (Abb. 1.7) Humor ist wichtig, um sich als Team zu verstehen und den Zusammenhalt zu fördern. Nur so schaffen Sie es, sich an Tagen mit weniger Personal und hohem Arbeitsaufkommen um alle Patienten zu kümmern. Die Lücke kann geschlossen werden, und Humor kann der Klebstoff für den täglichen Scherbenhaufen sein. Jetzt können Sie sagen: „Wenn einer ausfällt, geht das ja noch. Aber wenn jeden Tag drei Kollegen

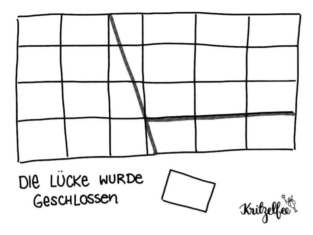

Abb. 1.7 Die Lücke wurde geschlossen! (Zeichnerin: Martje Kleinhans. Mit freundl. Genehmigung von Matthias Prehm)

krank sind und nur zwei zum Dienst kommen, vergeht mir das Lachen!" Zu Recht! Auf Dauer findet keiner diese Situation witzig. Der Ärger muss raus, mal zwei Minuten Luft machen tut gut. Aber dann? Wie geht es weiter? Sie sind doch sowieso da (jetzt krank melden fällt aus!). Je schneller Sie nun den Blick wieder nach vorn richten, Prioritäten setzen, mit den anderen Berufsgruppen den Tagesablauf besprechen und lösungsorientiert den Aufgaben entgegentreten, umso souveräner werden Sie. Seien Sie gewiss, mit schlechter Laune wird der Tag noch schlimmer (Abb. 1.8)!

Humor als innere Haltung

Als ich mich vor 13 Jahren zum ersten Mal intensiv mit dem Thema Humor auseinandersetzte, fand ich dieses Gebiet sehr spannend, hatte jedoch keine Ahnung von dessen Reichweite. Ich begann 2004 eine Weiterbildung zum Fachkrankenpfleger für Anästhesie und Intensivpflege am Bildungszentrum Schlump in Hamburg. In diesem Rahmen war die Abgabe einer Facharbeit vorgesehen, und ich entschied mich für das Thema „Humor in der Pflege mit brandverletzten Patienten". Die ersten Kommentare waren: „Das ist ja ein heißes Thema!" und „Geht's da nur um schwarzen Humor?" Schnell wurde mir klar, dass ich bisher Humor instinktiv und unbewusst genutzt hatte. Durch den gezielten und achtsamen Einsatz begann ich, Humor als innere Haltung anzusehen. Es ist eine bewusste Entscheidung, humorvoller zu sein.

Ich beschäftigte mich in der Folge sehr viel mit den Themen Glück, Wertschätzung, Führungsverhalten, Achtsamkeit, Stressbewältigung, Schlagfertigkeit, Sinn des Lebens und Resilienz. Dabei stellte ich fest, dass in jeder

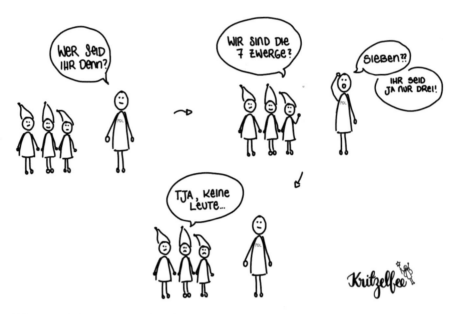

Abb. 1.8 Sieben Zwerge. (Zeichnerin: Martje Kleinhans. Mit freundl. Genehmigung von Matthias Prehm)

einzelnen Thematik Humor eine wichtige Rolle spielt. Daher kommen folgende Ideen, was passiert, wenn Sie Humor als innere Haltung einnehmen:

- Humorvolle Menschen sind glücklicher.
- Respektierte Führungskräfte werden wegen ihrer Selbstironie geschätzt und gelten als schlagfertig, wenn sie humorvoll reagieren können.
- Alltagssituationen lassen sich mit Humor besser ertragen. Das Gefühl „gestresst zu sein" vermindert sich.
- Durch einen humorvollen Perspektivwechsel lassen sich Lösungen besser finden.
- Psychische Blockaden und emotionale Spannungen lösen sich schneller.
- Durch eine humorvolle Provokation fördern Sie die Bereitschaft für wirklich innovative Lösungen. Fordern Sie ruhig mal das Gegenteil von dem, was Sie eigentlich möchten: Die jährliche Urlaubsbesprechung ist festgefahren? Fordern Sie, dass alle Mitarbeiter im August 3 Wochen Urlaub nehmen! Die Beteiligten werden dadurch in ihrem Denkmuster unterbrochen und finden selbstständig eine Lösung.

Humor hat überall seine Finger im Spiel. Daher möchte ich Ihnen den Sinn für Humor ganz dicht an Ihr Herz, quasi gleich hinter den linken Ventrikel,

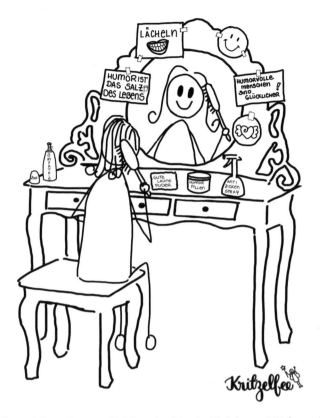

Abb. 1.9 Pflege deinen Humor. (Zeichnerin: Martje Kleinhans. Mit freundl. Genehmigung von Matthias Prehm)

oder noch besser an die Bauchaorta (Humor ist häufig ein Bauchgefühl) legen. Wo auch immer Sie Ihren Sinn für Humor aufbewahren, holen Sie ihn hervor, wenn Sie ihn brauchen. Humor ist nicht das Salz in der Suppe, Humor ist die Suppe. Glück sind die Gewürze, Achtsamkeit ist das knackige Gemüse, Empathie sind die Buchstabennudeln und Wertschätzung die leckere Wurst. Pflegen Sie Ihren Humor und nehmen Sie ihn als Haltung ein, dann sind Sie gestärkt für die täglichen Herausforderungen (Abb. 1.9).

Literatur

Isfort M, Weidner F (2007) Pflege-Thermometer 2007. Eine bundesweite repräsentative Befragung zur Situation und zum Leistungsspektrum des Pflegepersonals sowie zur Patientensicherheit im Krankenhaus Herausgegeben von: Deutsches Institut für angewandte Pflegeforschung e.V. (dip), Köln

Isfort M, Klostermann J, Gehlen D, Siegling B. (2014) Pflege-Thermometer 2014. Eine bundesweite Befragung von leitenden Pflegekräften zur Pflege und Patientenversorgung von Menschen mit Demenz im Krankenhaus. Herausgegeben von: Deutsches Institut für angewandte Pflegeforschung e.V. (dip), Köln

McGhee P, Falkenberg I, Wild B (2013) Humorfähigkeiten trainieren. Schattauer Verlag, Stuttgart

Statistisches Bundesamt (2017) Krankenhäuser, Wiesbaden https://www.destatis.de/DE/ZahlenFakten/GesellschaftStaat/Gesundheit/Krankenhaeuser/Krankenhaeuser.htm. Zugegriffen: 08.11.2017

2

Gehen Sie dem Humor auf den Grund

Humor ist keine unveränderbare Charaktereigenschaft. Dennoch sind viele Teilnehmer meiner Seminare der Ansicht, dass Menschen entweder einen Sinn für Humor haben oder nicht. Verschiedene Redensarten belegen, welchen hohen Stellenwert Humor bei den Menschen hat. „Aller Humor fängt damit an, dass man die eigene Person nicht mehr ernst nimmt", sagte bereits Hermann Hesse (1959). Joachim Ringelnatz (1928) fand: „Humor ist der Knopf, der verhindert, dass uns der Kragen platzt." Erich Kästner (1950) bemerkte sehr treffend: „Humor ist der Regenschirm der Weisen." Humor wurde seit jeher als Möglichkeit angesehen, die Perspektive zu wechseln und für Entspannung zu sorgen. Sie erweitern durch humorvolle Kreativität Ihren Handlungsspielraum. Neue Lösungen werden sichtbar, wo vorher nur ein Nebel der Ausweglosigkeit war. Zudem wird dem Humor eine positive Auswirkung auf die Gesundheit zugesprochen. Erst 1986 etablierte sich bei der Weltgesundheitsorganisation (WHO) neben der Pathogenese auch die Salutogenese. Es stand also nicht mehr allein im Vordergrund, was uns krank macht, sondern der Fokus richtete sich vielmehr auf die Gesunderhaltung. Der Gesundheitsförderung wird seitdem mehr Beachtung geschenkt, und es konnte sich der Forschungszweig Gelotologie, die Wissenschaft über das Lachen, entwickeln. Bisher ist nicht abschließend wissenschaftlich belegt, dass der Sinn für Humor angeboren ist. Der Umgang mit Humor wird in der Kindheit geprägt und von vielen sozialen Faktoren beeinflusst. Kinder lachen deutlich häufiger als Erwachsene. Dr. Eckart von Hirschhausen (2009) behauptet: „Menschen lachen bei der Arbeit nur noch 5-mal, Tote lachen gar nicht mehr. Selbst der Laie erkennt da eine Tendenz!" Diese Tendenz wird durch die aktuelle Humorforschung bestätigt: Kinder lachen gerne und viel,

© Springer-Verlag GmbH Deutschland 2018
M. Prehm, *Pflege deinen Humor*, https://doi.org/10.1007/978-3-662-56080-8_2

vor allem über Dinge, die Erwachsenen nicht einmal ein müdes Schmunzeln entlocken. Sie lieben das Spiel mit der Sprache und freuen sich über kleine Missgeschicke anderer. Sie nutzen Humor im Alltag, um Beziehung herzustellen oder Stress zu reduzieren, oder weil es einfach Spaß macht. Als Teenager findet man solche „Kindereien" nicht mehr komisch, man will sich abgrenzen und schon erwachsen sein. Manche Menschen übernehmen das Verhalten des „Coolseins" so sehr in ihren Alltag, dass sie aus dieser Rolle nicht mehr herauskommen und ein aufrichtiger, wertschätzender Humor immer weiter in den Hintergrund tritt. Humor wird zur Nebensache, schließlich hat ja der Ernst des Lebens begonnen.

In den letzten Jahren sind einige sehr interessante Bücher zum Thema Humor erschienen. Ich kann Ihnen das *Praxishandbuch Therapeutischer Humor* von Vera M. Robinson (2002) sehr ans Herz legen. Auch Vera F. Birkenbihl (2011) hat sich in ihrem Buch *Humor: An Ihrem Lachen soll man Sie erkennen* intensiv mit dem Erlernen von Humor beschäftigt. Im Springer-Verlag ist unter der Rubrik „Top im Gesundheitsjob" ein sehr lesenswertes Buch von Claudia M. Zimmer (2012) über Humor in Gesundheitsberufen erschienen: *Lachen: 3× täglich*. Dr. med. Roman F. Szeliga (2011) hat in seinem Buch *Erst der Spaß, dann das Vergnügen* die Vorteile von Humor bei Führungskräften dargestellt. Außerdem sehr lesenswert ist auch das Buch von Frau Dr. Petra Klapps, *Das Kolibri-Prinzip*.

In jedem meiner Seminare schreibe ich das Wort „HUMOR" in großen Lettern auf ein Flipchart. Die Teilnehmer werden aufgefordert, Wörter, die sie mit Humor verbinden, zu ergänzen. Das Ergebnis ist immer sehr bunt. Es zeigt sich jedes Mal, wie verschieden und individuell Humor ist. Am häufigsten fallen die Begriffe Lebensqualität, Entspannung, Glück und Offenheit. Über eines sind sich alle Teilnehmer der Humorseminare einig: Humor muss authentisch und ehrlich sein. Sie merken sofort, wenn die gute Laune nur aufgesetzt ist und der Witz nicht in die Situation passt. Daher ist es wichtig, dass **Ihr** Humor zu **Ihrer** Persönlichkeit passt. Es gibt noch weitere Humorgrundlagen, die Sie beachten sollten:

Humor braucht Tragfähigkeit

Ob Humor die von Ihnen gewünschte Wirkung erreicht und ob ein schöner, mitnehmender Humor auch von Ihren Mitmenschen verstanden wird, ist unter anderem abhängig von der Tragfähigkeit der Beziehung zueinander. Wenn sich zwei Menschen kennenlernen, können Sie diese Beziehung mit einer Slackline (schmales, wackliges Gurtband) vergleichen, die zwischen zwei Bäume gespannt ist. Bei der ersten Konversation stehen Sie auf der Slackline, und ohne die nötige Achtsamkeit für Ihr Gegenüber kann aus

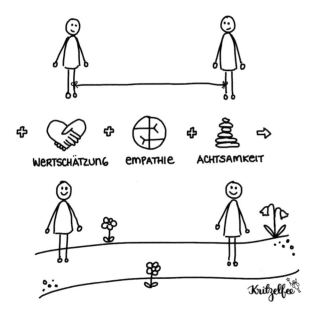

WERTSCHÄTZUNG   EMPATHIE   ACHTSAMKEIT

Abb. 2.1 Slackline. (Zeichnerin: Martje Kleinhans. Mit freundl. Genehmigung von Matthias Prehm)

einem belanglosen „Na, mit dem falschen Bein aufgestanden?" bei einem Patienten mit einer Querschnittslähmung schnell das Verhältnis nachhaltig gestört sein. Sie haben die Möglichkeit, dass aus diesem wackeligen Band vielleicht mit der Zeit ein Schwebebalken, ein schmaler Grat oder sogar ein kleiner Weg wird. Die Beziehungsebene mit Ihren Freunden oder der Familie gleicht mittlerweile einer Autobahn mit Leitplanken. Je breiter und fester Ihre Beziehung ist, desto eher haben Sie mit Humor eine Chance (Abb. 2.1).

Die dafür notwendigen Sozialkompetenzen sind Empathie, Achtsamkeit, Wertschätzung und die Fähigkeit glücklich zu sein.

Im Rahmen der Abendroutine gehe ich zu jedem Patienten, messe Vitalzeichen, verabreiche Medikamente und gebe Antithrombose-Spritzen. Wenn ich einen guten Draht zu den Menschen habe, kann ich die Situation schnell auflockern. Sätze wie: „Ist es für Sie auch das erste Mal?" oder „Sind Sie auch so aufgeregt wie ich?", können Wunder wirken. Alle lachen, die Patienten fühlen sich gut betreut und es entsteht eine Win-win-Situation!

Für diesen scheinbar so leichten und lockeren Einsatz von Humor sind einige Faktoren zu beachten:

1. Die gute Laune sollte auch der guten Arbeit entsprechen. Bei einem Patienten mit einem Spritzenabszess würde ich von solchen Scherzen absehen!

2. Die elementaren Empfindungen (Angst, Schmerz usw.) müssen vorher erkannt und wahrgenommen werden.
3. Wenn Sie Menschen mit einer Persönlichkeitsstörung betreuen, sind solche Witze nicht passend!

Trotz der Umstände (Krankenhaus, Diagnose etc.) kann es Ihnen mit dem Einsatz von Humor gelingen, den Menschen wieder ein Stück Normalität zurückzugeben, einen Augenblick lang der Realität zu entfliehen und von den Sorgen abzulenken Die Pflegenden zeigen neben ihrer Fachkompetenz auch ihre sozialen Fähigkeiten und die Freude am Beruf.

Der Mix macht's!
Humor ist eine Charaktereigenschaft. Sie komplettieren Ihre Persönlichkeit, wenn Sie Fach- und Sozialkompetenz in einem ausgewogenen Verhältnis zueinander verbinden. Was halten Sie von einem Menschen, der zwar auf seinem Fachgebiet ein exzellentes Wissen hat, Ihnen jedoch kaum zuhört, oberflächlich und arrogant erscheint und zudem unhöflich ist? Würden Sie zum Beispiel Ihr Kind von diesem Menschen pflegen, operieren oder betreuen lassen? Auf der anderen Seite ist es auch wenig hilfreich, wenn ein sehr netter, hilfsbereiter und lustiger Zeitgenosse Sie zwar zum Lachen bringt, aber Ihre Medikamente vertauscht, Patientennamen verwechselt oder das falsche Bein operieren will. Eine gute Mischung ist wichtig, und beide Kompetenzen können stetig erweitert werden. Humor ist lernbar, Glück ist lernbar. Sie können es lernen, schlagfertiger zu werden sowie empathischer und achtsamer den Alltag zu gestalten. Sie müssen nur stetig daran arbeiten. Natürlich erreichen Sie nicht alles auf einmal und an einem Tag. Lassen Sie sich Zeit, denn auch die längste Reise beginnt mit einem kleinen Schritt. In diesem Buch finden Sie viele Beispiele, Tipps und Ideen, um Ihre Sozialkompetenzen weiterzuentwickeln. Hinterfragen Sie sich, warum Gespräche einen bestimmten Verlauf genommen haben. Analysieren Sie Ihre Reaktionen und achten Sie auf Ihre Ausstrahlung. Beginnen Sie, **bewusst** zu reagieren und zu handeln. Wenn Sie sich kleine Ziele setzen, werden Sie bereits in kurzer Zeit Erfolge feststellen.

Selbstironie ist elementar!
Selbstironie ist eine elementare Fähigkeit, Humor im Alltag zu erleben. Im Zusammenspiel mit der Bereitschaft und Annahme, über sich lachen zu können, gibt es im Alltag immer wieder Situationen, in denen Humor hilft, eine andere Perspektive zu bekommen.

Beispiel

Ein Arbeitskollege war mit seiner Ehefrau und einem befreundeten Pärchen – allesamt aus Oberfranken – in London. Am Flughafen Heathrow fragten sie am Ticketschalter: „Grüß Gott, äh, we would like to go to the City of London, could you help us, please?" Darauf der Mann am Schalter: „Ok, where?" Der Arbeitskollege drehte sich um, zeigte auf seine drei Begleiter und sagte: „Na, mia vier!" Kaum ausgesprochen, fingen alle schallend an zu lachen.

Neben der Grundbereitschaft, Selbstironie zu leben, benötigt man auch die Fähigkeit, Humor im Alltag sehen zu können. Das gelingt Ihnen leichter mit der oben beschriebenen Offenheit und Achtsamkeit. Mit dieser gelebten positiven Sozialkompetenz zeigen Sie, dass Sie mit offenen Augen, wachem Verstand, Toleranz und Respekt Ihren Mitmenschen begegnen.

Humor braucht Respekt

Eine respektvolle und wertschätzende Einstellung zu meinen Mitmenschen ebnet jede Kommunikation. Wenn mich jemand in der Klinik auf dem Flur nicht grüßt, braucht er mir auch bei der Visite keine Witze zu erzählen. In so einem Moment denke ich sofort: „Mach' erst mal das, was deine Mutter dir beigebracht hat: Ich sage: ‚Guten Morgen', du sagst: ‚Guten Morgen!'" Zuerst geht es hier um die grundsätzlichen Umgangsformen. Gegenseitiger Respekt beginnt mit wertschätzendem Umgang, ohne dass sich beide Seiten tief miteinander verbunden fühlen müssen. Nur mit dem nötigen Respekt ist auch ein wertschätzender Humor möglich. Dann können alle auf Augenhöhe miteinander lachen und später auch besser miteinander arbeiten.

Sind Sie auf Augenhöhe?

Humor ohne Empathie ist wie Motorradfahren ohne Helm: **Mit** beiden ist es einfach sicherer!

Kennen Sie noch den Satz aus der Ausbildung: „Du musst die Patienten da abholen, wo sie stehen!"? Mir wurde er bei jeder Gelegenheit unter die Nase gehalten. Irgendwann dachte ich: „Dann kann ich ja auch Busfahrer werden, die machen auch nichts anderes!" Schon bald erkannte ich jedoch, dass diese Einstellung der Universalschlüssel in der Kommunikation ist. Dabei ist es zum einen ungemein wichtig zu erkennen, in welcher emotionalen Verfassung Ihr Gesprächspartner gerade ist. Zum anderen müssen Sie wahrnehmen, welche kommunikativen Fähigkeiten und intellektuellen Möglichkeiten Ihr Gegenüber hat. So können Menschen mit einer demenziellen

Erkrankung zum Teil nur eingeschränkt kommunizieren. Patienten mit einem Luftröhrenschnitt (Tracheotomie) und liegender Beatmungskanüle verständigen sich meist mit Zeichensprache, oder der Gesprächspartner liest von den Lippen ab.

Bedenken Sie: Sie können mit jedem Menschen kommunizieren! Wichtige Punkte sind hier: sich selbst etwas zurücknehmen, Zeit lassen, Ruhe bewahren und kleine Erfolge hervorheben. Ich habe während meiner 25-jährigen Erfahrung in der Pflege erlebt, dass Menschen unabhängig von ihrem Bewusstseinszustand viele Außenreize wahrnehmen. Ob Sie behutsam mit einem narkotisierten Patienten während einer OP reden, einfühlsam auf einen traumatisierten Menschen einwirken oder verständnisvoll eine trauernde Angehörige begleiten, beachten Sie bitte: So, wie Sie fühlen, so werden Sie auch handeln, und Ihr Gegenüber wird somit Ihre Gedanken „spüren".

Humorvolle Menschen sind glücklicher, und glückliche Menschen sind humorvoller!
Zu guter Letzt ist Glück eine sehr wichtige Humorgrundlage. Meiner Meinung nach sollte jeder versuchen, im Privatleben danach zu streben, glücklich oder zumindest zufrieden zu sein. Bei der Arbeit ist Zufriedenheit ein realistisches Ziel. Wenn Sie Ihren Beruf gerne ausüben und mit einer gewissen Grundzufriedenheit in den Tag starten, hat Humor eine Chance, Ihnen zu begegnen.

2.1   Artenvielfalt des Humors

Es gibt viele Definitionen und Redensarten, die sich mit Humor beschäftigen. Sie können den Duden (2017) aufschlagen und finden einen allgemein gültigen Versuch der Erklärung: „Humor ist die Fähigkeit und Bereitschaft, auf bestimmte Dinge heiter und gelassen zu reagieren". Das liest sich so leicht, und sie denken: „Klar, das ist eine gute Idee, mach ich mal!" Aber wenn es doch so einfach ist, warum geht uns denn der Sinn für Humor genau dann verloren, wenn wir ihn am nötigsten brauchen? Die oben erwähnte Erklärung meint mit „heiter und gelassen" sicherlich den schönen, mitnehmenden, entspannenden Humor, den Humor, der uns dazu bringt, in angespannten Situationen wieder eine Distanz und eine neue Perspektive auf die gleiche Situation zu bekommen.

Beispiel

Während meiner Ausbildung zum Krankenpfleger habe ich auf einer Palliativstation gearbeitet und konnte eine Unterhaltung zweier Bewohner hören. Beide standen am Fenster und schauten auf das Gebäude gegenüber, das Zentrum für Zahn-, Mund- und Kieferchirurgie. „Ich hatte früher immer solche Angst vor dem Zahnarzt, schrecklich war das." – „Stimmt, ich auch. Na, diese Sorgen haben wir nun zum Glück nicht mehr!" Beide schauten sich an und fingen an zu kichern. Ich habe diese beiden Menschen bewundert. Sie haben es geschafft, ihre sehr verkürzte Lebenserwartung für einen Moment beiseite zu schieben, um Raum zu schaffen für etwas Leichtigkeit und für die oben definierte heitere Gelassenheit.

Neben der heiteren Gelassenheit ist in dem obigen Beispiel auch eine Vertrautheit und Verbundenheit spürbar. Die beiden Bewohner waren auf der Palliativstation in der gleichen Situation und auch emotional auf einer Ebene. Entscheidend war auch, wer hier etwas sagen durfte. Träte ich als gesunder, junger Auszubildender zu den beiden Bewohnern mit den Worten: „Na, vor dem Zahnarzt brauchen Sie sich ja nicht mehr fürchten, diese Sorge sind Sie los!", sähe das Bild komplett anders aus. Entsetzen, Bestürzung, Trauer, Wut und Ärger wären die Folgen meiner empathischen Konzeptlosigkeit, und unser Verhältnis wäre nachhaltig ruiniert. Dieser offensichtliche Zynismus würde zeigen, welch wahrer Charakter in mir steckt. Erschwerend kommt hinzu, dass der hier falsch angebrachte Humor zur Folge hätte, dass mir die beiden Bewohner neben meinem fehlenden Gespür für die Situation auch noch die fachliche Kompetenz absprechen würden.

Es gibt verschiedene Arten, wie Humor (auch mal negativ) genutzt oder angewandt werden kann. Der Schwerpunkt in diesem Buch liegt sicherlich auf dem Gebrauch und dem Nutzen des empathischen, gemeinsamen und auf Wertschätzung basierenden Humors. Aber in dem obigen Beispiel wird deutlich, wie schnell die Situation in eine falsche Richtung gehen kann. Daher ist es wichtig, dass wir zusätzlich die anderen Humorformen genauer anschauen.

Ich habe häufig erlebt, dass gelegentlicher Sarkasmus bei der Arbeit unter Kollegen als Ventil genutzt wird. In meinen Augen macht in diesem Fall die Dosis das Gift. Die Grenzen zwischen Sarkasmus, Zynismus und Ironie sind oft fließend. Sie sind abhängig von der jeweiligen „Tagesform", dem Arbeitsaufkommen auf Station und der eigenen Grundeinstellung. Auf der Internetseite www.facebook.com/Krankenschwesternprobleme finden Sie schöne Beispiele zu diesen Humorformen.

Ein Satz – drei Perspektiven

Lassen Sie die folgende Aussage auf sich wirken:

„Eine examinierte Pflegekraft und zwei Schüler im Frühdienst bei 40 Patienten? Kein Problem!"

Da kann einem beim ersten Lesen das Lachen im Hals stecken bleiben, spiegelt es doch genau die Situation in unseren Kliniken wider. Kann und sollte man darüber noch Witze machen? Das ist, wie so häufig in der Kommunikation, ein Balanceakt. Nehmen wir einmal an, Sie sitzen als Stationsleitung bei der Geschäftsführung und debattieren über den Stellenplan, und der obige Satz fällt. Der offensichtliche Sarkasmus kann genutzt werden, um die ersten Spannungen abzubauen – die Ventilfunktion wird erreicht, der erste Dampf ist schon mal raus. Gut so, jetzt haben Sie, anstatt trocken mit Argumenten zu punkten, Ihr Gegenüber zum Nachdenken angeregt. Wenn Sie jetzt zwei bis drei solcher Spitzen nachschieben, wird sich das Blatt wenden. Jeder Teilnehmer der Gesprächsrunde hat bereits beim ersten Mal den „Wink mit dem Zaunpfahl" verstanden. Wenn Sie jetzt noch dreimal winken, ist die gute Laune verflogen. Ihr Sarkasmus weicht dem Zynismus, Sie wirken verbittert und damit nicht mehr offen für ein konstruktives Gespräch. Möglicherweise verlieren Sie ihre Ziele aus dem Auge, und die Fronten verhärten sich. Einige von Ihnen werden sagen, das sehe ich nicht so, andere wiederum werden zustimmen. Und alle haben Recht! In dieser Situation sind viele Komponenten relevant, damit Humor funktionieren kann. Diese erhoffte Erleichterung ist von der Beziehungsebene zu unserem Gesprächspartner abhängig. Ihre persönliche Verfassung spielt dabei ebenso eine tragende Rolle. Es kann daher entscheidend sein, wie Sie in den Tag gestartet sind und was Ihnen bereits bei der Arbeit widerfahren ist. Mit welcher Einstellung gehen Sie in ein Gespräch? Wenn Sie komplizierte Themen mit schwierigen Gesprächsteilnehmern erwarten, wie kann hier ein lockerer Meinungsaustausch stattfinden? Gehen Sie mit einer positiven Grundeinstellung an die Problemlösung. Es gibt daher keine allgemeingültige Formel, wie Humor *immer* helfen und als Ventil dienen kann.

Verfeinern Sie Ihr Gespür für Ironie, Sarkasmus und Zynismus

Noch einmal in die Situation zurück: Sie – Geschäftsführung – Stellenplan: Wenn Ihr Anliegen der fünfte Punkt auf der Agenda ist und vorher schon vier schwierige, emotionale Diskussionen geführt wurden, benötigen Sie eher diplomatisches Geschick als eine volle Portion Sarkasmus. Oder: Der Tages- und Zeitplan ist schon lange überschritten, weitere Termine stehen noch an, und alle Beteiligten wollen zügig die Agenda abarbeiten. Dann können Sie mit solchen Sätzen eher mehr Druck aufbauen, als dass sie zur Entlastung beitragen würden. Was denn nun? Humor ja oder nein? Diese Frage können nur Sie selbst beantworten.

Damit Humor sicher die gewünschte Entspannung bringen kann, sind einige Voraussetzungen von Nutzen. So benötigen Sie (und das kommt in diesem Buch immer wieder zur Sprache) ein positives Selbstbild, eine wohlwollende Einstellung und eine tragfähige Beziehung zu Ihrem Gegenüber. Wenn Sie eine Zufriedenheit in Ihrem Beruf empfinden und ein gesundes Selbstbewusstsein haben, können Sie Humor gezielt für sich anwenden. Ach ja, authentisch sollten Sie auch noch sein. Die gute Laune sollte Ihren guten Leistungen entsprechen, und es muss natürlich in die Situation passen. Sehr viele Anforderungen werden an Sie gestellt. Doch Vieles von dem zuvor Erwähnten machen Sie schon. Seitdem Sie in diesem schönen Beruf arbeiten, haben Sie sicherlich Ihre Fähigkeit zur Empathie weiterentwickelt und ein Gespür dafür bekommen, in welchem Gemütszustand sich Ihr Gegenüber befindet. Durch Ihre Erfahrung und die sichere Gewissheit, dass Sie schon viele Situationen gut überstanden haben, ist Ihr Werkzeugkoffer für die täglichen Herausforderungen bereits gut ausgestattet.

Wenn die oben genannte Aussage „eine examinierte Pflegekraft und zwei Schüler im Frühdienst bei 40 Patienten? Kein Problem!" von einer Kollegin bei der Übergabe an den Spätdienst kommt, sie währenddessen mit Tränen in den Augen wütend den Raum nach der Übergabe verlässt und mit der Tür knallt, stellt sich (vorsichtig gesagt!) die Situation etwas anders dar. Der Gefühlsausbruch ist in diesem Fall höchstwahrscheinlich ein Zeichen von Überarbeitung, Frust und Resignation. Vielleicht hat sie ihren freien Tag geopfert, keiner hat sich dafür bedankt, und ihr Mann ist sowieso sauer, dass sie sich immer wieder für die Station verbiegt. Ihr Sohn hat schon wieder eine Fünf in Deutsch, und ihr Vater ist im Pflegeheim. Dann kann dieser bitterböse Spott nur der Anfang sein, die Spitze des Eisbergs. Im Grunde war es ein verzweifelter Hilferuf: „Seht her, ich kann nicht mehr!" Vielleicht kennen Sie solche Situationen oder haben diese Kollegen kennengelernt. Wenn Sie jetzt denken: „Hey, ich habe da ein Buch über Humor in der Pflege gelesen, ich renn' ihr jetzt hinterher und erzähle erst mal einen Witz!", würde ich sagen: „Oh, ich glaube, dass machst du besser nicht!" Bevor hier Humor helfen kann, benötigen Sie eine gemeinsame Basis. Wichtig ist, dass Sie niemanden in dieser Situation allein lassen, sich Zeit nehmen, zuhören, aufmerksam sind. Sie machen genau das, was Sie in der Ausbildung 1000-mal gehört haben – die Menschen da abholen, wo sie stehen.

Gibt es noch eine andere Sichtweise auf den obigen Satz? Vielleicht ist er ja auch ernst gemeint! Dieser Satz am Ende des Frühdienstes kann auch ein Ausdruck von Stolz und Zufriedenheit sein.

Sie sehen, **ein** Satz hat mindestens drei verschiedene Interpretationen an drei verschiedenen Tagen in drei verschiedenen Situationen mit verschiedenen Menschen.

Lesen Sie sich einmal diese Sätze durch:

- „Ich habe eine komplette Pause durchgezogen, ohne dass einmal die Patientenglocke geläutet hat."
- „Ausgeliehene Gerätschaften von anderen Stationen werden sofort nach Gebrauch zurückgebracht."
- „Ich habe noch nie erlebt, dass ein Patient die Klingel ‚nur mal eben ausprobieren‘ wollte."
- Patientin: „Soll ich meine Kinder impfen lassen?" Ich: „Nein, nur die, die Sie behalten wollen."
- „Ich habe noch nie beim Öffnen der Beckenspüle den Urindampf ins Gesicht bekommen."
- „Wie viel Erfahrung bringen Sie mit?" „30 Jahre Erfahrung." „Wie alt sind Sie?" „20." „Wie sind 30 Jahre Erfahrung möglich?" „Überstunden."
- „Einfach mal abschalten und die Ruhe genießen. Ralf, 56, Pfleger auf der Intensivstation."
  (Quelle: www.facebook.com/Krankenschwesternprobleme)

Was sagen Sie dazu? Manche Aussagen finden Sie richtig, über bestimmte möchten Sie diskutieren, einige machen Sie wütend, über andere können Sie lachen. Denn weil wir alle verschieden sind, kann ein und derselbe Satz immer auf mindestens zwei Arten interpretiert werden. Für den einen ist es Ironie, der andere ist emotional davon betroffen und kann darüber (im Moment) gar nicht lachen. Wenn Ihnen beruflich oder privat immer wieder auffällt, dass sich jemand *nur noch* zynisch äußert, dann liegt meiner Ansicht nach das eigentliche Problem ganz woanders. Dauerhaft angewandter Zynismus ist ein Anzeichen von Resignation. Zusammen mit Frustration und Hilflosigkeit kann Zynismus das Entstehen eines Burnout-Syndroms fördern.

Wenn jemand also unter dem Deckmantel „Ich bin mal lustig!" nur noch Witze und Bemerkungen macht, die auf Kosten der anderen gehen, sollte man denjenigen darauf ansprechen. Ebenso verhält es sich bei zynischen Reaktionen in bestimmten Situationen: „Wir nehmen gleich einen Patienten aus dem Schockraum auf." „Nur einen? Warum nicht gleich drei?" Zynismus kann ein Zeichen innerer Kündigung sein. Versetzen Sie sich in die Lage des Intensivpflegers Ralf aus dem obigen Satz. Hier kann gut dosierter Sarkasmus wiederum befreiend wirken. Durch diese offensichtliche Übertreibung wird das eigentliche Problem angesprochen, und Sie haben die Möglichkeit, innerlich einen Schritt aus der Situation zu gehen. Sie führen sich die eigene Lage vor Augen, und Sie können Abstand gewinnen. Dieser Abstand ist wiederum elementar bei dem Kunststück, bei ein und derselben Situation eine andere Perspektive einzunehmen. Jetzt können Sie die Humortechnik „Übertreibung" nutzen und sich ausmalen, wie und wo Sie gerade arbeiten: Die 25 Perfusoren und Infusomaten singen ein fröhliches Lied zum Feierabend, und das Beatmungsgerät weckt in Ihnen das Bedürfnis, die ersten Luftzüge an frischer Luft zu genießen. Der Daueralarm der Ernährungspumpe vernebelt Ihre Sinne und nährt in Ihnen die Wahrnehmung, dass Sie den Geruch von frischem Nudelauflauf mit doppelt Käse bereits sehen, riechen und schmecken …

Humor kann relativieren
Eine wesentliche Funktion von Humor ist das Erreichen einer emotionalen Distanz zur aktuellen Situation. Somit können bedrohliche oder peinliche Momente aus einem anderen Blickwinkel betrachtet werden. Der Handlungsspielraum vergrößert sich, und neue Wege zur Lösungsfindung zeigen sich auf.

Beispiel
Morgens um 5.30 Uhr gehe ich leise, kurz vor dem Ende meines Nachtdienstes, in das Patientenzimmer, um zu schauen, ob alles in Ordnung ist. Schon nach den ersten Schritten im Zimmer rümpfe ich die Nase. Ich trete noch näher an das Bett heran und prüfe meine Vermutung. Diese Vermutung wird Gewissheit, als ich vorsichtig die Bettdecke anhebe. Oh, nein! Warum passiert nur mir immer so etwas?

Mein erster Gedanke: „Ich habe nichts gesehen!" (und später bei der Übergabe: „Waas? Echt? Ich schwöre, gerade eben war noch nix! Er hat abgefü… nein, das ganze Bett ist … es läuft schon aus dem Bett raus? Was meinst du mit: Der Patient hat schon geholfen sauber zu machen? Du, ich muss dann auch los, bin echt spät dran …") Das darf man nicht machen!

Mein zweiter Gedanke: Wenn ich jetzt zur Tür gehe, mich wütend, genervt und ärgerlich an meine ebenso müden Kollegen wende: „Ich brauch' mal Hilfe, ich brauche Waschlappen, Bettzeug, und Frau Doktor, Sie können gleich das ganze Abführzeug wieder absetzen, er hat hier alles vollge …", kann ich gewiss sein, niemand wird mir gerne helfen, wenn überhaupt. Denn was ich ausstrahle, bekomme ich auch wieder zurück. Das Leben ist ein Echo.

Der dritte Gedanke: Ich gehe zur Tür, sehe dort meinen hochgeschätzten Arbeitskollegen Dietmar, lächle ihn an und sage mit einer einladenden Geste und einem französischen Akzent: „Ah, Didier, Didier, grand malheur de Kacka. Kommst du mit an die Kot Azur?" Wir müssen beide lachen, er sucht sich alles zusammen, was man so braucht, um ein „grand malheur" (Abb. 2.2) zu beseitigen; und 20 Minuten später ist der Patient gewaschen, gebettet und neu gelagert. Oh, Entschuldigung! Lagern dürfen wir nicht mehr sagen. Der Patient wurde „neu positioniert", heißt es jetzt.

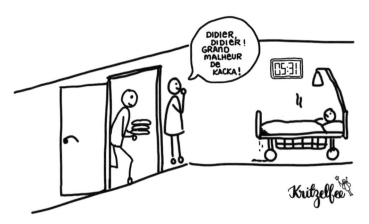

Abb. 2.2 Grand Malheur de Kacka. (Zeichnerin: Martje Kleinhans. Mit freundl. Genehmigung von Matthias Prehm)

Auf einem Vortrag erwähnte ich, dass wir einen Patienten verlegt hätten. Danach kam ein Zuhörer auf mich zu, bedankte sich für den Vortrag und meinte: „Herr Prehm, Sie sollten nicht mehr sagen, Sie hätten einen Patienten verlegt." „Warum?", fragte ich. „Was man verlegt findet man ja auch nicht wieder." „Naja", entgegnete ich ihm, „das ist ja auch der Sinn der Sache!" Die tägliche Portion Sarkasmus tut manchmal einfach gut!

Wie wertvoll sind Witze in Ihrem Alltag?
Eine ganz andere Art Humor im Alltag zu zeigen sind Witze. Wenn ich Seminarteilnehmer frage, wie sehr sie Witze im Alltag auf Station nutzen, sind die Reaktionen meist die gleichen. Von „Ich kann mir keine Witze merken" über „Ich kann keine erzählen" bis zu „Die meisten finde ich nicht lustig" ist alles dabei. Viel beliebter sind Wortspiele. Eine Kollegin kam kürzlich zum Dienst und sagte: „Ich war gestern beim Zahnarzt, er meinte, ich bräuchte eine Krone. Endlich ein Mann, der mich versteht!" Die Stimmung war ausgelassen, und diese Kollegin ist seitdem unsere „Stationsprinzessin". Ein Witz kann schon mal die Stimmung auflockern. Nur was ist ein guter Witz?

Was liegt am Strand und ist schlecht zu verstehen? Eine Nuschel! Was ist schwarz und gelb und spielt mit gezinkten Karten? Eine Schummel!

Es gibt unzählig viele solcher Wortspiele. Manche von Ihnen fanden die Witze gut und haben gelacht, einige fanden sie einfach nur doof und andere gar nicht witzig. Wer hat nun Recht? Alle! Ebenso wie beim Humor ist die eigene Persönlichkeit, die aktuelle Gemütslage und die Situation entscheidend, ob jemand etwas lustig findet oder nicht.

In der Zeitschrift *Gehirn und Geist* gab es in der Ausgabe 04/2008 einen tollen Artikel über die Suche nach dem lustigsten Witz der Welt. Darin beschreibt der Psychologe Richard Wiseman das Forschungsprojekt „Laugh Lab", bei dem aus über 40.000 eingesendeten Witzen und über 350.000 Bewertungen aus 70 Ländern der witzigste Witz der Welt herausgefiltert wurde. Das Team um R. Wiseman sammelte im ersten Teil des Experiments über eine Internetpräsenz Witze. Der zweite Teil des Projekts befasste sich mit der Auswertung. Die Teilnehmer sollten jeden Witz auf einer Fünf-Punkte-Skala bewerten, die von „nicht sehr witzig" bis „sehr witzig" reichte. Um die Analysen zu vereinfachen, fasste das Team die Bewertungen „4" und „5" zu einer Kategorie unter der Überschrift „Ja, das ist ein sehr lustiger Witz" zusammen. Gewonnen hat ein Witz, der von 55 % der Teilnehmer als lustig eingestuft wurde. Sind Sie bereit? Hier kommt er, der lustigste Witz der Welt:

Zwei Jäger gehen durch den Wald, da bricht der eine plötzlich zusammen. Es sieht aus, als würde er nicht mehr atmen, und seine Augen sind glasig. Der andere zieht sein Handy heraus und wählt den Notruf. „Mein Freund ist tot", keucht er, „was soll ich tun?" „Immer mit der Ruhe", sagt der Mann am anderen Ende, „erst mal müssen wir genau wissen, ob er tot ist." Schweigen. Dann hört man einen Schuss. Der andere Mann greift wieder zum Telefon und sagt: „Okay, und jetzt?"

Hatten die Forscher wirklich den lustigsten Witz der Welt gefunden? Nach einem Jahr des Experiments waren sie sich einig: Den lustigsten Witz gibt es nicht! Kein Witz bringt alle gleichermaßen zum Lachen. So funktioniert unser Gehirn einfach nicht. Nach der Theorie von Freud sind Witze eine Art psychologisches Überdruckventil: Sie verhindern, dass der Druck des Verdrängten zu groß wird. Sie sind ein Weg zum Umgang mit allem, was Angstgefühle verursacht (Freud 1905). Die Ergebnisse der Untersuchung von Wisemann (2008) zeigen, dass die Witze an der Spitzenposition eine Gemeinsamkeit haben: Sie rufen beim Leser ein Gefühl der Überlegenheit hervor. Das war nichts Neues. Schon im Mittelalter lachten die Menschen über Zwerge und Bucklige. Der Hofnarr war hingegen der einzige, der dem König humorvoll den Spiegel vorhalten durfte und anschließend seinen Kopf behielt. Die Überlegenheitstheorie erklärt auch, warum ganze Gruppen der Lächerlichkeit preisgegeben werden. Die Engländer machen traditionell Witze über Iren. Amerikaner lachen gern über Polen. Die Kanadier machen sich über Neufundländer, die Franzosen über die Belgier und die Deutschen über die Ostfriesen lustig. In allen Fällen geht es darum, dass eine Gruppe sich auf Kosten einer anderen etwas besser fühlen will.

Im Jahr 1977 untersuchten der Psychologe Gregory Maio und seine Kollegen von der Cardiff University of Wales, wie sich Witze, die mit Überlegenheit spielen, auf die von Wahrnehmung der Menschen auswirken (Maio et al. 1997). Die Studie wurde in Kanada durchgeführt, im Mittelpunkt stand eine Gruppe, die von den Kanadiern besonders häufig auf den Arm genommen wird: die Neufundländer. Zwei zufällig zusammengestellte Gruppen sollten zunächst eine Reihe von Witzen in ein Tonbandgerät sprechen, um festzustellen, welche

Eigenschaften eine Stimme lustig oder ernst klingen lassen. Die eine Gruppe las Witze vor, in denen es nicht um Neufundländer ging. Die andere Gruppe erhielt die „klassischen" Neufundländerwitze zum Vorlesen. Anschließend sollten alle Versuchspersonen ihre Ansichten über die Charaktereigenschaften der Neufundländer zu Papier bringen. Diejenigen, die zuvor Neufundländerwitze vorgelesen hatten, stuften sie signifikant häufiger als ungeschickt, töricht, geistig minderbemittelt und langsam ein als diejenigen aus der Kontrollgruppe.

Eine ähnliche Studie wurde von Beate Seibt und Jens Förster (2004) durchgeführt. Sie befasste sich mit der Intelligenz von 80 Frauen unterschiedlicher Haarfarbe. Eine Gruppe hatte die Aufgabe, „Blondinenwitze" zu lesen, die andere Gruppe las Witze, die keinen Bezug zu Geschlecht und Haarfarbe hatten. Anschließend unterzogen sich beide Gruppen einem Intelligenztest. Blonde Frauen, die zuvor die Witze gelesen hatten, erreichten in dem Test einen signifikant niedrigeren Intelligenzquotienten (IQ) als ihre ebenfalls blonden Geschlechtsgenossinnen aus der Kontrollgruppe. Die Ergebnisse zeigen, dass Witze das Selbstvertrauen und Verhalten beeinflussen – Klischees aus den Witzen werden zur Wirklichkeit.

Im Forschungsprojekt „LaughLab" wurde die Überlegenheitstheorie in einem Geschlechterkampf deutlich. So fanden eine Mehrzahl der Frauen Witze lustig, in denen Männer die Zielscheibe waren. Den folgenden Witz fanden 25 % der Frauen und nur 10 % der Männer lustig:

Ein Ehemann tritt auf eine Jahrmarktswaage, die einem beim Wiegen das Schicksal voraussagt, und wirft eine Münze ein. „Hör mal", sagt er zu seiner Frau und zeigt ihr die kleine weiße Karte. „Hier steht, dass ich energisch, intelligent, fantasievoll und überhaupt ein toller Mensch bin." „Ja", nickt darauf seine Frau „und das Gewicht stimmt auch nicht."

Eine Reihe anderer Studien fand heraus, dass 71 % der Frauen lachen, wenn ein Mann einen Witz erzählt, aber nur 39 % der Männer, wenn eine Frau einen Witz erzählt (Provine 2000), und dass Männer mehr Witze erzählen als Frauen (Middleton 1959).

Der Erfolg im Therapieprozess ist häufig abhängig von der Mithilfe der Patienten. Mit Humor können Sie Zuversicht und Hoffnung vermitteln und somit die Einstellung der „Hilfe zur Selbsthilfe" fördern. Ein chinesisches Sprichwort sagt: „Wenn jemand hungert, gib ihm keine Fische, sondern eine Angel zum Fischen." Wenn also jemand traurig ist, erzähl ihm nicht nur Witze, sondern zeige ihm auf, wie er mit Humor zuversichtlicher werden kann.

Mit einem empathischen Grundverständnis haben wir im Alltag mit den Patienten und Bewohnern die Erfahrung gemacht, dass wir viel nachhaltiger und intensiver eine humorvolle Beziehung aufbauen können. Wenn unser

Grundgedanke ein Wir-lachen-miteinander ist, ohne sich über den anderen lustig zu machen, haben alle etwas davon. Die Patienten fühlen sich gut betreut, und den Pflegenden ist die Möglichkeit gegeben, ihren persönlichen Akku an der gemeinsamen Station „Humor" aufzuladen.

Unabhängig davon, wie Sie Ihren Humorstil bezeichnen: Achten Sie darauf, dass er zu Ihnen passt und dass Ihr Gegenüber für diese Art von Humor empfänglich ist.

Das Medium „Witz" können Sie nutzen, um Zugang zu Ihren Patienten zu bekommen.

Beispiel

Im Schockraum unserer Notaufnahme versorgten wird einen Patienten mit schweren Brandverletzungen und einem Rauchgas-Inhalationstrauma. Anschließend nahmen wir ihn auf der Intensivstation für Schwerbrandverletzte Patienten auf. Der anfänglichen Intubation folgte zügig eine Tracheotomie, sodass der Patient im Laufe des Aufenthaltes zunehmend wacher und aktiv am Heilungsprozess beteiligt wurde. Die Kommunikation gestaltete sich jedoch sehr schwierig. Zum einen war der Patient durch die häufigen Verbandwechsel und Operationen lange Zeit analgosediert bzw. sehr schläfrig, zum anderen waren seine Reaktionen stark verzögert. Sein gesamtes Handeln war geprägt von Ablehnung und fehlender Bereitschaft zur Mitarbeit und eigener Aktivität. Nahrungsaufnahme, Mobilisation, Entwöhnung vom Beatmungsgerät und auch Besuch wurden teilnahmslos, stoisch und mit der größtmöglichen Kontraproduktivität verweigert und ignoriert. Nach der Versorgung mit einer Sprechkanüle äußerte er ausschließlich die Worte „Aua" und „Nein". Mittlerweile war er 80 Tage auf der Station. 80 Tage lang „Aua" und „Nein"! Seine Betreuerin sagte uns, dass er zu Hause schon immer etwas bequem war, aber gern mit Nachbarn einen Plausch abhielt und ein großes Repertoire an Witzen hätte. Bei dem nächsten Transfer aus dem Bett in einen Mobilisationsstuhl geschah das Unmöglich – es ergab sich folgender Wortwechsel:

„So, Herr Nissen, wir helfen Ihnen jetzt wieder in den Stuhl." „Nein, nein, nein!" „Sie brauchen keine Angst zu haben, mein Kollege Steven und ich machen es ganz vorsichtig, und Sie können ja auch schon gut mithelfen. Damit das alles etwas leichter geht, schlage ich vor, Sie erzählen uns erst mal einen Witz! Ihre Betreuerin hat gestern erzählt, Sie kennen so viele!" Da machte Herr Nissen große Augen, lächelte verschmitzt und nach 80 Tagen „Nein" und „Aua" erzählte er uns einen Witz. Wir hatten einen Fuß in der Tür bei Herrn Nissen, und mit den Witzen haben wir sie jeden Tag etwas weiter aufbekommen. Es stellte sich heraus, dass er ungefähr 25 Witze wusste, und er erzählte sie ab diesem Tag *jedem*, der im Zimmer war. Mit den Witzen hatten wir ihn „da abgeholt, wo er stand". Wir konnten ihn motivieren, mehr zu essen und jeden Tag etwas selbstständiger zu werden. Nach weiteren 20 Tagen auf unserer Station wurde er gut gelaunt in eine Pflegeeinrichtung verlegt. Erstaunlich war, dass wir untereinander häufig seine Witze erzählten und fast täglich von uns neue Witze dazukamen. Jeder ging gerne zu Herrn Nissen und kam immer mit einem Lächeln wieder heraus. Er hatte uns angesteckt.

Schadenfreude ist fraglich

Während ich früher über die Missgeschicke anderer lachen konnte, ist es heute anders. Beim Thema Schadenfreude gibt es zwei Lager. Die einen finden es lustig, wenn jemand mit dem Skateboard auf ein Treppengeländer springt und abstürzt. Ich hingegen denke beim Zusehen schon in Diagnosen. Ich vermute, dass wir aus Erleichterung lachen. Nicht wir sind mit dem Skateboard ausgerutscht – oder auf der Bananenschale, sondern der andere. Es ist nicht zu unterschätzen, wer auf die Bananenschale tritt: Je geringer meine emotionale Bindung zum „Opfer" ist, desto eher kann ich lachen. Da wir im pflegerischen Alltag häufig in sehr persönliche Bereiche der Patienten eindringen, steigt auch die emotionale Bindung. Daher hat nach meiner Ansicht die Schadenfreude im Arbeitsalltag auch wenig Platz.

2.2   Macht Humor gesund?

In vielen Fachbüchern ist über dieses Thema geschrieben worden. So wird Vera M. Robinsons Buch *Praxishandbuch Therapeutischer Humor* (2002) sehr ausführlich auf diesen Aspekt hingewiesen. Humor und Gesundheit passen in der Tat optimal zusammen. Sprichwörter aus unterschiedlichen Kulturen machen deutlich, was die Menschen schon immer wussten und was mittlerweile in Untersuchungen bewiesen wurde. In Italien heißt es beispielsweise „Lachen macht gutes Blut!". Nach einem Lachanfall wurde ein Abbau von Stresshormonen (Katecholamine und Kortikoide) sowie ein Anstieg von Oxytocin und Endorphinen festgestellt. Lachen fördert außerdem die zelluläre Abwehr. Die Zahl der T-Lymphozyten und der natürlichen Killerzellen steigt, es wird vermehrt Immunglobulin A gebildet (Mai 2017).

In China besagt ein Sprichwort „Jede Minute, die Du lachst, verlängert Dein Leben um eine Stunde!" Eine Langzeitstudie von Ernest Abel und Michael Kruger von der Universität Michigan hat die Lebenszeit von Baseballspielern in Zusammenhang ihrer Portraits auf den Autogrammkarten untersucht. Sie ordneten den Gesichtsausdruck der Spieler einer der drei Kategorien zu: gar kein Lächeln, angedeutetes Lächeln und volles Lächeln. Die Spieler ohne Lächeln erreichten im Durchschnitt 72,9 Jahre, die Spieler mit Grinsen und Zähnezeigen wurden durchschnittlich 79,9 Jahre alt (2010). Sicherlich beweist diese Studie im Umkehrschluss nicht, dass sich anhand eines Gesichtsausdruckes die Lebenserwartung ableiten lässt. Abel und Kruger fanden heraus, dass das Lächeln ein Ausdruck von Lebenszufriedenheit darstellt, die sich in vielen Bereichen des Lebens (Beruf, Beziehung, Familie, Gesundheit) widerspiegelt.

In Indien heißt es: „Der Arzt wohnt in Dir selbst und lacht!" Das hat der amerikanische Wirtschaftsjournalist Norman Cousins eindrucksvoll in einem Selbstversuch bewiesen. Er bekam die Diagnose Morbus Bechterew. Cousins vertrat die Ansicht, wenn negative Emotionen dem Körper schaden, dann können auch positive Gefühle positive Veränderungen hervorrufen. Daraufhin verließ Cousins das Krankenhaus, zog in ein Hotel und unterzog sich täglichen „Lachkuren". Er sah Filme und las Comics, um sich bewusst zum Lachen zu bringen. Schon bald merkte der ehemalige Patient, dass er nach 10 Minuten Lachen bis zu zwei Stunden schmerzfrei schlafen konnte. Die Entzündungswerte gingen zurück, die Mobilität nahm wieder zu, und er konnte schließlich wieder vollständig gesund werden (Cousins 1979).

Die Veröffentlichung von Cousins' Selbstversuches legte den Grundstein für einen neuen Wissenschaftszweig, der Gelotologie (griechisch gelos: lachen). Sie befasst sich mit den Auswirkungen des Lachens auf den Körper. Willibald Ruch und Karen Zweyer der Universität Zürich haben in einer Studie (2001) bewiesen, dass die Schmerztoleranz deutlich steigt, wenn die Probanden während einer Komödie im Fernsehen lachten. Als der Film vorbei war und die gute Stimmung sich wieder „normalisierte", wurden 30 Minuten später die Schmerzen immer noch signifikant besser toleriert. Lachen macht also gesund, und eine humorvolle Einstellung hilft dem Körper zu genesen. Diese Thesen sind in der Wissenschaft durchaus umstritten. Aber kann es tatsächlich auch eine andere Sichtweise geben? Das Deutsche Institut für Humor® veröffentlichte auf seiner Homepage (http://www.humorinstitut.de/category/humor-forschung/) interessante Artikel und Studien zu den Themen Humor. Die Studie von Kuiper et al. (2004) befasst sich mit der Aussage: „Humor ist nicht immer die beste Medizin: Spezifische Komponenten des Sinns für Humor und psychologisches Wohlbefinden." Der Ausgangspunkt für diesen Artikel ist, dass es nur wenig wissenschaftliche Beweise dafür gibt, dass Humor und Lachen wirklich gut für die Gesundheit sind. Es kann also auch sein, dass Humor nicht gut für die Gesundheit und das Wohlbefinden ist.

Kuiper und seine Ko-Autoren (2004) schlüsseln den Humor auf und unterteilen ihn in verschiedene Komponenten (Tab. 2.1). Selbstverständlich kann der individuelle Humor eines einzelnen Menschen mehrere dieser Komponenten beinhalten.

Diese Ergebnisse führen die Autoren zu dem Schluss, dass keinesfalls behauptet werden kann, Humor habe immer und in jeder Form positive Auswirkungen. Obwohl sich die Forscher nur mit der Verbindung zwischen Humor und psychischem Wohlbefinden beschäftigt haben, legen sie nahe, dass Ähnliches für die Verbindung zwischen Humor und weiteren gesundheitsrelevanten Faktoren gelten könne (Kuiper et al. 2004).

Tab. 2.1 Komponenten des Humors und psychisches Wohlbefinden (Kuiper et al. 2004)

Komponente	Ziel	Psychisches Wohlbefinden
Positiv und sozial geschickt	Humor spontan und mühelos im sozialen Umfeld einsetzen	Menschen, deren Humor hauptsächlich positive oder anpassungsfähige Komponenten beinhaltet, sind selbstbewusster und können ihre eigenen Fähigkeiten besser einschätzen
Anpassungsfähig und ich-bezogen	Diese Menschen schützen ihr Ego durch Humor, aber nicht auf Kosten anderer	Menschen mit einer gut funktionierenden Bewältigungsstrategie in Stresssituationen und anschlussorientiertem Humor oder mit Humor, der das Selbstbewusstsein aufwertet, haben seltener Depressionen
Anpassungsfähig und auf andere bezogen	Humor wird benutzt, um soziale Beziehungen zu stärken, ohne dabei feindselig zu werden	Die positiven und anpassungsfähigen Komponenten von Humor finden wir bei Menschen mit einem besseren Einfühlungsvermögen. Menschen, bei denen diese Arten von Humor überwiegen, können auch souveräner mit Situationen umgehen, die sie als drohend oder angsteinflößend empfinden
Negativ und aggressiv	Oft unfreundlicher und beleidigender Humor	Negativer Humor oder solcher, der sich gezielt gegen andere richtet, fand sich hingegen eher bei Menschen, die nicht besonders selbstbewusst sind. Solche Menschen kommen auch weniger gut mit Stresssituationen zurecht und können ihre eigenen Fähigkeiten schlechter einschätzen
Negativ und angespannt, auch unterwürfig	Diese Personen können weder Witze richtig erzählen noch angemessen auf sie reagieren. Sie verwenden Humor und Lachen, um anderen zu gefallen und ihre eigenen Ängste zu verbergen	Personen die einen selbstbezogenen und nicht anpassungsfähigem Humor anwenden, haben ein geringeres Wohlbefinden

(Fortsetzung)

Tab. 2.1 (Fortsetzung)

Komponente	Ziel	Psychisches Wohlbefinden
Nicht anpassungsfähig und selbstablehnend	Humor wird benutzt, um sich selbst herabzusetzen und sich bei anderen einzuschmeicheln (meist unangemessen)	Menschen mit negativem, selbstbezogenem oder auch feindseligem Humor sehen sich oft nicht in der Lage, andere emotional zu unterstützen oder Lösungsansätze für zwischenmenschliche Konflikte zu finden
Nicht anpassungsfähig und aggressiv	Hänseln, Sarkasmus und Witze gehen stets auf Kosten anderer. Diese Personen haben meist Probleme im Kontakt mit anderen Menschen	Aggressiver Humor, der auf andere bezogen ist, hat einen negativen Einfluss auf das persönliche Wohlbefinden. Menschen mit dieser Art von Humor haben Probleme bei der emotionalen Unterstützung ihrer Mitmenschen oder in der Konfliktlösung

Lachkrankheit? Gibt's doch gar nicht!

Tatsächlich jedoch wurde Mitte des 20. Jahrhunderts bei dem Stamm der Fore auf Papua-Neuguinea die Kuru Krankheit entdeckt. Jährlich starben ca. 200 Stammesmitglieder an der Krankheit. Der Name „Lachkrankheit" entstand, da sich die Krankheit in Symptomen wie zerebraler Ataxie mit Stand- und Gangunsicherheit und unnatürlichen Lachanfällen zeigte. Nach spätestens 12 Monaten endete sie tödlich. Die Mediziner D. C. Gajdusek und William J. Hadlow erforschten das Phänomen und fanden den Übertragungsweg der Krankheit: Endokannibalismus! Die Fore haben also das Fleisch ihrer eigenen Stammesgenossen gegessen. Frauen erkrankten häufiger als Männer, da Männer eher das Muskelfleisch aßen, Frauen die Innereien und das Gehirn. Ihre Erkenntnisse trugen wesentlich zur Erforschung von der bovinen spongiformen Enzephalopathie (BSE) bei. Die Häufigkeit der Erkrankung nahm durch das Verbot des Kannibalismus stetig ab, sodass am Ende des 20. Jahrhunderts die Krankheit völlig verschwand (Asher 2008).

Auswirkungen von Humor auf den Körper

Die Entstehung des neuen Forschungszweiges Psychoneuroimmunologie ging einher mit einer veränderten Sichtweise der klassischen Medizin auf die Entstehung von Krankheiten. Bis Mitte der 70er Jahre des vergangenen Jahrhunderts wurde ausschließlich das Augenmerk auf die Pathogenese, also die Ursache der Krankheitsentstehung, gerichtet. Die Frage war bis dahin also nur: Was macht uns krank? Statt: Was hält uns gesund? Es begann eine Zeit des Umdenkens. Salutogenese, also die Frage, wie Gesundheit entsteht, Gelotologie und Psychoneuroimmunologie machen eines überdeutlich: Chronischer Stress verringert die Immunabwehr (Schubert 2011).

Beispiel

Die Erkenntnisse der Neuropsychoimmunologie haben Sie sicherlich schon mal am eigenen Leib erfahren. Ich auch: In den vergangenen 25 Jahren, die ich in der Pflege gearbeitet habe, hatte ich Bekanntschaft mit nahezu allem, was so aus einem Menschen herauskommen kann. An eines habe ich mich nie gewöhnen können: an Erbrochenes. Der Geruch fördert einen derart unbeschreiblichen Ekel in mir, dass mir beim Schreiben davon fast schlecht wird. Andere Kollegen können damit gut umgehen, ich nicht. Wir hatten einen Patienten mit einer Brandverletzung gerade aus dem Schockraum auf die Intensivstation übernommen, da erbrach sich der Patient im Schwall über meinen Kasack und die Hose. Ich habe sofort meine Kleidung gewechselt und habe geduscht. Es half aber alles nichts, am nächsten Tag hatte ich eine satte Herpesinfektion an der Lippe, und ich wusste, woher. Psychoneuroimmunologie live!

Einen ähnlichen Effekt von Stress auf die Immunabwehr konnte Rasmussen 1957 bei einem Experiment mit Mäusen nachweisen. Er versetzte die Mäuse unter Stress und fand heraus, dass sich dadurch die Anfälligkeit für eine Herpes-simplex-Infektion erhöhte (Rasmussen et al. 1957). Es gibt also eine Korrelation zwischen Psyche und Immunabwehr – natürlich nicht nur, was die Bereiche Stress, Depressionen und Angst betrifft.

Ebenso haben positive Emotionen einen Einfluss auf Krankheitsentstehung, Verlauf und Prognose. So konnte nachgewiesen werden, dass Patienten mit einer HIV-Infektion das Fortschreiten der Erkrankung mit einer optimistischen Einstellung deutlich reduzieren konnten (Milram et al. 2004). Positiv bewertete Erlebnisse haben erwiesenermaßen qualitativ und quantitativ verbesserte Antikörper zur Folge. Morag (1999) hat in einer Studie über die Entwicklung von Antikörpern bei einer Röteln-Infektion eine Korrelation zwischen dem eigenen Selbstwert und der Anzahl der Antikörper nachgewiesen. Ebenso wurde nachgewiesen, dass sich stabile soziale Beziehungen positiv auf die Wahrscheinlichkeit auswirken, an einer viralen Erkältung zu erkranken (Miyazaki et al. 2005). Aus wissenschaftlicher Sicht befinden sich die Forschungsgebiete zwar noch in einem Stadium der Grundlagenforschung, und es fehlen belastbare Studien zu langfristigen positiven Auswirkungen von Humor. Dennoch zeigen alle Forschungen die Tendenz, dass positive Gefühle wie Freude, Optimismus und Humor stärkend auf die eigene Immunabwehr wirken.

In meiner langjährigen Tätigkeit habe ich immer wieder die gleiche Erfahrung gemacht: Patienten, die einen Halt bei ihrer Familie und Freunden fanden, wurden zuversichtlicher bei der Bewältigung ihrer kritischen Situation. Zu diesem Optimismus stieg die Bereitschaft, sich trotz der Umstände auf einer Intensivstation für Schwerbrandverletzte auf eine humorvolle Interaktion einzulassen. Ein sozialer, wertschätzender Humor steigert elementar die Lebensqualität.

Humor und Burnout

Die Faktoren, warum Mitarbeiter im Gesundheitswesen unter einem Erschöpfungs- oder Burnout-Syndrom leiden, sind vielfältig. Auslösende Stresssymptome fangen bereits am Arbeitsplatz an. Beginnend mit einer dünnen Personaldecke über schlecht organisierte Arbeitsabläufe bis hin zum Ärger mit den Kollegen. Unter diesen Umständen kommen viele Mitarbeiter an ihre körperlichen und seelischen Grenzen. Eine geringe psychische Belastbarkeit zeigt sich in zunehmender Unzufriedenheit, Pessimismus und einer geringen Widerstandsfähigkeit in Krisen. Nach anfänglicher Hyperaktivität bei der Arbeit folgt häufige Abwesenheit. In Tab. 2.2 sind die physischen Auswirkungen von Humor und Burnout zusammengefasst.

Tab. 2.2 Physische Auswirkungen von Humor und Burnout (Goltz 2002)

Humor	Burnout
Blutdruck sinkt	Blutdruck steigt
Stärkt Immunsystem	Schwächung der Immunreaktion
Entspannt	Unfähigkeit zur Entspannung
Verbesserung der Schlaffähigkeit	Schlafstörungen
Hilft zu positiven Gedanken	Alpträume
Im Lachen reproduzieren sich Phasen des Geschlechtsaktes	Sexuelle Probleme
Herz-Kreislauf wird gestärkt	Herzklopfen
Sauerstoffaustausch der Lungen wird gefördert	Engegefühl in der Brust
Vertiefte Atmung wird angeregt	Atembeschwerden
Puls wird verlangsamt	Beschleunigter Puls
Muskeltraining: Muskelspannung sinkt	Muskelverspannungen
Reduzierte Spannung der Skelettmuskeln	Rückenschmerzen
Schmerzhemmende Wirkung	Kopfschmerzen
Senkt Stresshormone	Nervöse Ticks
Lachen „knetet" den Verdauungstrakt	Verdauungsstörungen
Cholesterinsenkend	Übelkeit
Erhöhung der Speichelsekretion	Magen-Darm-Geschwüre
Verbessertes Immunsystem	Gewichtsveränderungen
Schmerzreduktion	Veränderte Essgewohnheiten
Organismus wird beruhigt	Mehr Alkohol/Kaffee/Tabak/andere Drogen

Thesis und Goltz (2002) haben beschrieben, welche Aspekte die Burnout-Entwicklung beim Menschen verhindern bzw. verringern können:

- Distanzierung von belastenden Situationen,
- Verringerung des Strebens nach Perfektionismus,
- Anregung von Kreativität,
- Umdeutung von Situationen,
- Angstverringerung durch Humor vor einer unangenehmen Situation.

Talbod und Lumden (2000) erforschten in ihrer Studie, dass Humor durchaus einen heilenden Einfluss auf Erschöpfungszustände und reduzierte Leistungsfähigkeiten hat. Sind bei einer Person die Humorfähigkeiten stark ausgeprägt, sind die Symptome eines Burnouts geringer ausgeprägt.

Lachyoga – entdecke dein inneres Kind

Nach ersten Selbstversuchen in Form der „Lachkuren" von Norman Cousins entwickelte der indische Arzt und Yogalehrer Dr. Madan Kataria (1999) das heute verbreitete Lachyoga. Beim Lachyoga wurden Atem-, Dehn- und Klatschübungen so verfeinert, dass die Teilnehmer schnell von einem aufgesetzten Lachen in ein herzliches, echtes Lachen geraten. Der Grundsatz lautet: „Fake it until you make it!" Also tue so, als ob du lachst, bis du in ein echtes Lachen gerätst.1995 hat Kataria in einem Park in Mumbai damit begonnen. Mittlerweile gibt es weltweit über 6000 Lachyogaclubs und den Weltlachtag am ersten Sonntag im Mai.

Während die Wissenschaft weiterhin behauptet, es gäbe nur eine unzureichende wissenschaftliche Beweislage (weil es keine ausdrückliche methodische Trennung von Humor und Lachen gibt), dass sich Lachen positiv auf den Körper auswirkt, sind die subjektiven Auswirkungen eines Lachyoga-Workshops in meinen Seminaren überzeugend. Am Anfang steht die grundsätzliche Bereitschaft, sich in eine spielerische und alberne Situation zu begeben. Denn die erste Übung beim Lachyoga ist sehr einfach: Sie klatschen in die Hände, schauen sich in die Augen, laufen durch den Raum und rufen laut: „Ho-ho-ha-ha-ha!" Der allgemeine Tenor bei den Teilnehmern: „Ach herrje, was mache ich hier bloß!" Der zweite Gedanke: „Hoffentlich sieht mich keiner!"; keine Sorge, das ist völlig normal. Jede Übung können Sie mit einem „Sehr gut, sehr gut, jaaa!" beenden. Hierbei klatschen Sie mit den Händen auf Ihre Oberschenkel und beim „Jaaa!" strecken Sie Ihre Hände weit in Richtung Himmel. Im Alltag agieren und reagieren wir rational, bedürfnisorientiert und vernünftig, das ist beim Lachyoga anders. Es gibt ca. 400

Übungen, und alle haben den Sinn, den Intellekt zu verdrängen, das innere Kind zu wecken und einfach mal abzuschalten. Bei einer gesteigerten Gruppendynamik springt der Funke des „echten Lachens" schnell auf alle Teilnehmer über. Die Reaktionen im Seminar auf die Lachyogaeinheit sind unbeschreiblich: Viele weinen vor Lachen, wollen einige Übungen in den Alltag integrieren, und alle sind sich einig: Lachen tut gut und befreit. Kein Teilnehmer hat während des echten Lachens an den Haushalt, das Abendessen oder die Hausaufgaben der Kinder gedacht.

In manchen Vorträgen baue ich ein paar Lachyogaübungen mit ein, auch hier sind die Erlebnisse toll. Anlässlich des Gesundheitskongresses des Springer Verlags 2015 in Hamburg waren ca. 500 Zuhörer beim Eröffnungsvortrag anwesend, und ich entschied mich spontan, Lachyoga zu versuchen. Alle Teilnehmer standen auf und nach der ersten Ho-ho-ha-ha-ha-Übung kam das „Weihnachtsmannlachen". Alle hielten sich ihren dicken Weihnachtsmannbauch und riefen:" Ho-ho-ho-ho-ho", sie sahen nur mich, ich hingegen sah 500 Weihnachtsmänner! Der Saal tobte, und nach dem Vortrag kamen viele Zuhörer und sagten nur: „Sehr gut, seht gut, jaaa!"

Es sind einfache, unkomplizierte Übungen mit dem Ziel, eine Distanz zu möglichen Problemen zu bekommen und neue Lösungsansätze zu finden, im Alltag belastungsfähiger zu sein und wieder etwas kreativer den täglichen Herausforderungen zu begegnen. Trauen Sie sich und besuchen Sie einen Lachclub in Ihrer Nähe. Auf www.lachclub.info finden Sie alle weiteren Informationen. Viel Spaß, es lohnt sich! (Abb. 2.3)

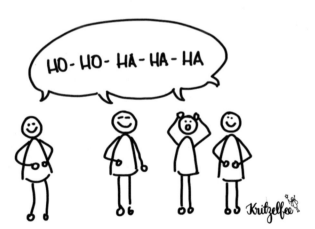

Abb. 2.3 Lachyoga. (Zeichnerin: Martje Kleinhans. Mit freundl. Genehmigung von Matthias Prehm)

Humor als Psychohygiene

Während in den Zeiten von Julius Cäsar bereits körperlich hygienische Aspekte bedeutend waren, gibt es den Begriff der Psychohygiene erst seit Mitte des 19. Jahrhunderts. Dabei besagt bereits ein altes jüdisches Sprichwort: **„Was Seife für den Körper ist, ist Lachen für die Seele."** Demnach können Humor und Lachen uns helfen, in einer ausweglosen Situation wieder zuversichtlich nach Lösungen und Prioritäten zu schauen.

2.3 Was Humor für Sie leisten kann

In meinen Humorseminaren erarbeiten die Teilnehmer zusammenfassend die Vor- und Nachteile von Humor. Erfahrungsgemäß hat die „Vorteile-Gruppe" mehr Spaß an der Ausarbeitung und deutlich mehr Beiträge. Manchmal reicht das Flipchart nicht aus, um alles festzuhalten. Die vielen Ideen und Anregungen der Teilnehmer möchte ich Ihnen anhand von Beispielen verdeutlichen.

Humor fördert die Leichtigkeit

Immer wieder wird erwähnt, dass Humor helfen kann, für mehr Leichtigkeit in der Situation zu sorgen. Ich erinnere mich noch genau an den ersten Tag meines Zivildienstes.

> **Beispiel**
>
> Nach einer verkorksten Ausbildung startete ich meinen Zivildienst am Montag, den 4. November 1991 im damaligen Kreiskrankenhaus in Husum/Nordfriesland. Da saß ich nun mit meinen 19 Jahren auf der chirurgischen Station 4, frisch in Weiß gekleidet und hatte das große Glück, vom Krankenpfleger Lorenz eingearbeitet zu werden. Nach der ersten Übergabe voller Fachbegriffe und Schilderungen, die mich schon am ersten Tag verzweifeln ließen, sagte Lorenz: „So, Matthias, wir gehen jetzt erstmal zu Frau Hansen in die eins, da müssen wir noch ausräumen." „Alles klar." sagte ich und dachte: „OK, die zieht um." Aber warum zieht sich Lorenz drei Paar Gummihandschuhe an? Er klärte mich auf, was wir jetzt eigentlich tun würden, und ich wollte nur noch nach Hause. Als wir im Zimmer waren, stellte Lorenz mich bei Frau Hansen vor, erklärte das Procedere, und Frau Hansen fragte mich: „Machen Sie das hier anstatt Wehrmacht?" Sofort verflog mein Unbehagen, wir lachten und klärten Frau Hansen auf, das sei so ähnlich, hieße heute nur etwas anders! Eine halbe Stunde später war ich total überrascht, mit wie viel Menschenkenntnis und Einfühlungsvermögen Lorenz die Situation mit mir und Frau Hansen gemeistert hatte. Die liebe ältere Dame war sogar dankbar für alles, was wir bei ihr gemacht haben. Meine Befangenheit und Scheu waren der Freude und Leichtigkeit gewichen. Ich habe mir im weiteren Berufsleben immer wieder Lorenz als Vorbild genommen.

Dieses Schlüsselerlebnis zeigte mir, dass ich mit einer positiven Grundeinstellung zum Beruf, zu den Patienten und zu mir selbst eine Spirale von Leichtigkeit in Bewegung setzen kann. Dadurch fällt mir eine humorvolle Interaktion leichter. Leichtigkeit und Humor bedingen sich gewissermaßen gegenseitig.

Humor ist kontaktfördernd

„Sei humorvoll, dann kommst du auch schnell mit anderen ins Gespräch!" Wenn es doch so einfach wäre!

Beispiel

Wir hatten eine Patientin mit einem komplizierten Beckenbruch nach Flugzeugabsturz in Schweden bei uns aufgenommen. Sie war orientiert, ansprechbar und intensivmedizinisch stabil. Ich kannte die Patientin nur von der Übergabe, und nun alarmierte ein Perfusor im Zimmer, und das um 6.15 Uhr! Sie schläft doch noch! Schnell rein, damit Ruhe herrscht und sie vielleicht weiterschlafen kann. Also huschte ich in das Zimmer. Durch das schummrige Nachtlicht sah ich nicht viel, aber den Alarmknopf am Gerät, und ich brachte den Alarm zum Schweigen. Die Patientin hatte sehr volles Haar, und ihre Brille – auf dem oberen Rand glitzerten viele Strasssteine – steckte in dem wuseligen Mopp auf ihrem Kopf. Leider doch wach geworden, blinzelte sie mich verschlafen an und murmelte ein „Guten Morgen". Ich flüsterte ein „Moin" zurück, sah sie nochmals genauer an und sagte: „Sagen Sie mal, haben Sie da eine Krone auf dem Kopf?" Wir mussten beide lachen. Später sah ich eine Genesungskarte auf ihrem Nachttisch mit dem Motto: Hinfallen, aufstehen, Krone richten, weitergehen! (Abb. 2.4) Durch ein bisschen „Um-die-Ecke-Denken" und etwas Mut war es mir gelungen, der Patientin ein Lachen zu entlocken. Wenn sie auf der Bettpfanne saß (an sich schon das Letzte, was ich jemandem wünschen würde, und nun auch noch mit Beckenbruch), war sie die Prinzessin auf der Erbse! Sie blieb noch vier Wochen auf unserer Station, und es war für uns beide immer eine Freude, sie als Prinzessin zu behandeln.

Wenn Menschen sich mit Achtsamkeit begegnen, bieten sich überall solche Gelegenheiten. Mein Grundgedanke ist es, **den Menschen** im Vordergrund zu sehen und nicht die Diagnose, das Beatmungsgerät oder die Apparate. Wenn es mir gelingt, die Patienten auf ihrem Weg der Genesung emotional positiv zu beeinflussen, dann profitieren beide Seiten davon. Ich kann nicht mit jedem Patienten einen besonderen Kontakt herstellen; das ist nicht möglich, und es wäre auch etwas verwunderlich. Aber ich versuche es zunächst immer – die Rückmeldungen geben mir Recht. Dadurch steigen das zwischenmenschliche Vertrauen, die Zuversicht der Patienten und die Bereitschaft, die oft langwierige Therapie durchzuhalten. Damit ist eine Basis geschaffen, auf der Humor allen Beteiligten helfen kann, gemeinsam die aktuelle Situation besser zu bewältigen.

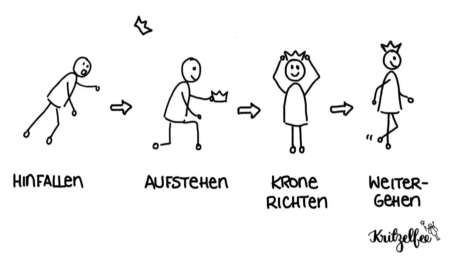

HINFALLEN   AUFSTEHEN   KRONE   WEITER-
                                      RICHTEN   GEHEN

Kritzelfee

Abb. 2.4 Hinfallen, aufstehen, Krone richten. (Zeichnerin: Martje Kleinhans. Mit freundl. Genehmigung von Matthias Prehm)

Humor ist ein Nothelfer

Bestimmt kennen Sie diese Situation: Der falsche Satz im falschen Moment, und die Situation eskaliert.

Beispiel

Wir nahmen eine Patientin auf, die sich ihre beiden Unterschenkel so stark verbrüht hatte, dass diese beidseits unterhalb des Knies amputiert werden mussten. Die Patientin war stimmungsstabil, ich hatte jedoch immer ein beklemmendes Gefühl, sie zu betreuen. Eines Abends bezogen wir ihr Bett neu, und eine Kollegin half mir. Als die Patientin auf der Seite lag, spannte ich das Laken ein, nebenbei lief im Fernsehen Werbung. Gegen Fußpilz! „Oh bitte nicht", dachte ich mir, „nicht jetzt, nicht mir, bloß nichts sagen, vielleicht merkt sie ja nichts!" „Fettnäpfchenwetthüpfen" war vorprogrammiert. Ich war auf meiner Seite fertig mit dem Laken (und mit den Nerven): „Sie können sich jetzt zu mir drehen", sagte ich so unscheinbar wie möglich. Sie drehte sich um, sah natürlich die Werbung und grinste mich an: „Schau mal Matthias, es gibt ja Dinge, die erledigen sich von selbst!" Ihr verschmitztes Lächeln verriet mir, dass sie es ernst meinte mit ihrem Humor. Damit hatte sie uns alle in diesem Moment gerettet.

Die Patientin war die Einzige, die so etwas sagen durfte. Wenn ich das gesagt hätte, wäre das Potenzial zur Eskalation groß gewesen. Die Meinung über diese Situation war unter den Kollegen durchaus unterschiedlich. Einige empfanden diese Bemerkung sehr unpassend und sprachen von verzweifeltem Zynismus. Andere wiederum assoziierten mit dem Ausspruch „Es gibt Dinge, die erledigen sich von selbst", dass die Patienten sich nun nicht mehr um ihre pflegebedürftigen Eltern kümmern konnte. Soweit habe ich gar nicht gedacht! Aber da zeigt sich wieder mal, dass jeder einen anderen Humor hat, und das gilt es zu respektieren.

Humor ist mitreißend

Viele Dinge sind ansteckend: Masern, Mumps, HIV und auch schlechte Laune. Kennen Sie den Satz: Ein fauler Apfel steckt die ganze Kiste an? Manchmal reicht ein fauler Apfel im Dienst, und irgendwann hat die ganze Kiste schlechte Laune. Gähnen steckt auch an. Wenn Ihnen einer gegenübersitzt und herzhaft gähnt, gähnen Sie mit. Auf gleichem Wege kann gute Laune auch ansteckend sein.

Beispiel

Wir betreuten eine Patientin, die nach dem Klassiker aller Klinikbücher von Samuel Shem (1998) *House of God* eine LAD in GAZ, d. h., eine **L**iebe **A**lte **D**ame in **G**utem **A**llgemein **Z**ustand war. Sie war Ende 70, hatte eine beginnende demenzielle Veränderung und sich den Unterschenkel beim Teekochen verbrüht. Eigentlich nichts für eine Intensivstation, aber aufgrund der Nebendiagnose blieb sie bei uns. Sie saß auf dem Toilettenstuhl und war nach dem Verbandwechsel noch etwas gangunsicher. Meine Kollegin Heike bat mich, ihr beim Gang ins Bett zurück zu helfen. So gingen wir beide ins Zimmer, ich half ihr vom Stuhl hoch, Heike regelte die „Einzelheiten". Da stand ich nun und überlegte: „Wie war das nochmal bei der letzten Kinästhetik-Fortbildung? Du musst die Massen fassen und die Zwischenräume spielen lassen? Nee, anders. Die Zwischenräume fassen und die Massen spielen lassen? Hört sich auch komisch an." Ein kinästhetischer Leitsatz lautet: Massen wie Kopf, Arme, Brustkorb, Becken sowie Beine fassen, Zwischenräume wie Hals, Schultergelenke, Achselhöhlen, Taille und Hüfte spielen lassen. Ich entschied mich für eine andere Lösung und fragte: „Können Sie tanzen?" Die liebe ältere Dame erschien mir mit ihren 1,55 m gegen meine fast 2 m-Statur richtig niedlich. Sie nickte lächelnd: „Natürlich." „Können Sie einen Schneewalzer?" „Natürlich." Wir gingen in Position: Langsam schunkelnd und Schneewalzer singend bugsierte ich sie ins Bett (Abb. 2.5). Als sie saß, lachten wir alle, und sie meinte: „Schön, dass wir hier so singen, lachen und tanzen können!" Ich sagte, sie solle mal ihre Faust hochstrecken. Irritiert streckte sie folgsam ihre kleine LAD-Faust in die Höhe. Ich nahm meine Faust, berührte sie leicht und sagte verschwörerisch: „Tschaka, Digga!" „Tschaka? Digga? Was heißt das denn?" „Im Grunde heißt es, Sie sind eine sehr, sehr geile Oma!" Wieder Gelächter. Sie schaute etwas verschämt erst nach unten, dann wieder zu mir: „Und du bist ein sehr, sehr geiler Pfleger!" In den folgenden zwei Minuten hörte man nur Gelächter aus unserem Zimmer. Wieder auf dem Flur, berichteten wir unser Erlebnis. Alle erfuhren von der Geschichte, und die Stimmung auf Station war grandios. Der Schwung wurde ausgenutzt, und wir konnten die gute Laune auch auf die anderen Patienten übertragen. Wie Du in den Wald hineinrufst, so schallt es heraus!

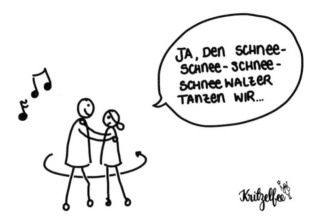

Abb. 2.5 Schneewalzer. (Zeichnerin: Martje Kleinhans. Mit freundl. Genehmigung von Matthias Prehm)

Humor ist motivierend

Beispiel

Im Rahmen meiner Weiterbildung zum Fachkrankenpfleger absolvierte ich einen Einsatz in der Anästhesieabteilung einer Hamburger Klinik, die auf Gelenkersatz spezialisiert ist. Dort betreute ich eine 90 Jahre alte Dame, die in ihrem Pflegeheim aus dem Bett gefallen war. Sie hatte eine schwere demenzielle Veränderung und bei dem Sturz den Oberschenkelhals rechts gebrochen. Sie sollte operiert werden und bekam aufgrund des Alters und der Vorerkrankungen eine Spinalanästhesie. Sie war also ab dem Lendenwirbel abwärts gefühlstaub, oberhalb dessen spürte sie alles und war wach. Die Operation dauerte länger als geplant, und der Chirurg versuchte verzweifelt, den neuen Hüftkopf der Prothese reinzunageln. Er klopfte und schimpfte, jammerte und nagelte. Es ging nicht voran, und er wurde immer wütender. Keiner im OP-Saal traute sich noch etwas zu sagen. Ich versteckte mich hinter dem grünen Abdecktuch, das zwischen dem OP-Gebiet und der Anästhesie gespannt ist, und kümmerte mich um die Patientin. Plötzlich sagte die Patientin ehrlich verwundert und so, dass es alle hören konnten: „Wer hämmert hier in meiner Wohnung?" (Abb. 2.6). Stille. Dann fing einer an zu lachen, und auf einmal war eine Erleichterung zu spüren, die vorher undenkbar gewesen wäre. Selbst der Chirurg lachte so sehr, dass er sich unsteril machte: Er kippte gegen die Wand, und wir alle hatten zehn Minuten OP-Pause. Mit neuem Elan und Lachtränen in den Augen wurde der OP-Tisch neu gedeckt, und nach einer weiteren viertel Stunde war die neue Hüfte eingesetzt. Eine Woche später wurde in der Klinik die Röntgenabteilung im Erdgeschoss umgebaut. Den ganzen Vormittag schallten Hämmer- und Baugeräusche durch das Gebäude. Alle Kollegen, die bei der OP dabei waren, liefen jetzt durch die OP-Säle und sagten: „Wer hämmert hier in meiner Wohnung?"

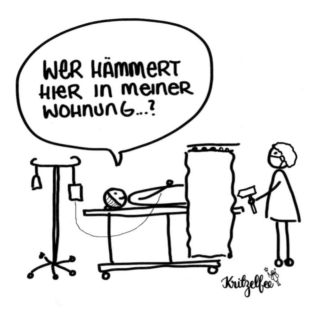

Abb. 2.6 Wer hämmert hier in meiner Wohnung? (Zeichnerin: Martje Kleinhans. Mit freundl. Genehmigung von Matthias Prehm)

Mit Humor hatte es die Patientin geschafft, dass wir alle unsere negativen Emotionen ablegen konnten, und uns noch sieben Tage später gemeinsam erfreuten. Wir hatten nach wie vor viel zu tun, und die Arbeit machte uns Spaß. Wir alle lachten gemeinsam über etwas, dadurch stiegen die Verbundenheit, die Motivation und die Bereitschaft, füreinander da zu sein. Alle Kollegen waren in diesem Moment bereit, Humor zuzulassen, nur so konnte diese Situation entstehen. Wenn der Chirurg in der beschriebenen Situation weiterhin mürrisch reagiert hätte, wäre die Entspannung nicht eingetreten. Gemeinsamer, sozialer Humor funktioniert nur, wenn die Beteiligten emotional auf einer Ebene sind und sich somit darauf einlassen. Niemand möchte zum Lustigsein gedrängt werden („Mensch, nu' lach doch mal!"). Humor kann zumindest helfen, den eigenen „Tanzbereich" (s. Vorwort) zu stärken. Sie können eine Art „Türsteher-Mentalität" entwickeln: Schlechte Laune, verkniffenes Gesicht? – Ihr kommt nicht in meine Gefühlswelt! (Abb. 2.7)

Aber wie kommt es, dass einige Menschen in ihrem Beruf, den sie grundsätzlich mit Freude ausüben, negative Emotionen zulassen? Warum sinkt die Motivation bei einigen Kollegen? Ich vermute, niemand fängt bei seinem neuen Arbeitgeber an und ist unmotiviert. Es passiert also etwas während

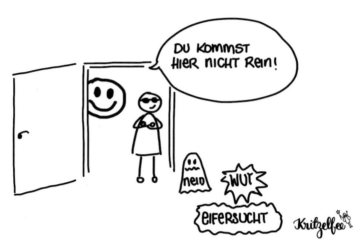

Abb. 2.7 Türsteher. (Zeichnerin: Martje Kleinhans. Mit freundl. Genehmigung von Matthias Prehm)

der Arbeitszeit. Die Kollegen erfahren emotionale Ablehnung, fühlen sich nicht verstanden und nicht respektiert. Dazu kommen eventuell schlechte Rahmenbedingungen, Erwartungen werden nicht erfüllt, und Resignation kann die Folge sein. Wenn wir unsere Arbeit nicht mehr mit Herz, sondern nur noch mit dem Verstand leisten, bleiben positive Emotionen auf der Strecke. Vielleicht kennen Sie das aus eigener Erfahrung. Der Verstand sagt, Sie sollten mit dem Rauchen aufhören, Sie müssten mehr Sport treiben und sich gesünder ernähren. Alles richtig! Solange Sie es sollen, wollen und müssen, passiert nicht viel. Erst wenn Sie mit emotionaler Begeisterung etwas verändern, „dürfen" Sie diese Dinge tun. Humor weckt diese emotionale Begeisterung.

Humor kann Situationen entspannen
Eine der großen Fähigkeiten des wohlwollenden, wertschätzenden Humors ist es, eine verzwickte, angespannte Situation aufzulösen. Viele der schon beschriebenen Beispiele hatten etwas gemeinsam: De facto blieben es die gleichen Situationen, Humor hatte jedoch einen Perspektivwechsel ermöglicht und somit zur Entspannung beigetragen. Den Beteiligten in den Beispielen wurde eine Möglichkeit der Entlastung aufgezeigt, wo vorher eindimensionale Ratlosigkeit herrscht. Jeder von Ihnen, der im Gesundheitswesen arbeitet, hat Augenblicke, Begegnungen und Begebenheiten erlebt, die man nur verstehen kann, wenn man im Gesundheitswesen arbeitet:

Beispiel

Wir nahmen einen Patienten mit Zustand nach Reanimation auf unserer Station auf. Im weiteren Verlauf musste er noch zwei weitere Male reanimiert werden und hatte endlich einen stabilen Sinusrhythmus. Er war zur Schrittmacheranlage angemeldet und war eigentlich in einem guten Allgemeinzustand, nur nicht voll orientiert. Sehr freundlich und hilfsbereit wuselte er die ganze Zeit durch das Bett, zog an Dauerkatheter und Venenverweilkanüle, zog sein Hemd aus und das Kopfkissen ab – man kann sagen, er hatte ein hyperaktives Syndrom. Zudem wog er ca. 170 kg bei 170 cm Körpergröße. Nachdem er in den ersten vier Stunden vom Nachtdienst durchgehend von meinen Kollegen und mir daran gehindert wurde, sich und andere zu gefährden, waren wir mit unserem Latein und den Nerven am Ende. Er saß um 1.30 Uhr im Schneidersitz am Fußende des Bettes und versuchte sich die Schutzhose auszuziehen. Wir beschlossen, ihm Fäustlinge in Form von Tatzen anzuziehen. Die dicken Handschuhe sahen aus wie Tigertatzen. Er half sogar beim Anziehen und schaute interessiert zu. Als wir fertig waren, sagte ich: „Sehen Sie, jetzt haben Sie richtige Tigertatzen. Sie können mal brüllen wie ein Löwe!" Er schaute uns alle an, blickte wieder auf die dicken Handschuhe und mit einer kleinen Handbewegung in meine Richtung sagte er: „Mau!" Da war es wieder! Wie durch Zauberhand verflog unsere Anspannung, und auch in diesem Fall hat sich der „Running Gag" lange gehalten. Wenn es wieder Tage gab, wo man besser zu Hause geblieben wäre, hat mir ein zwinkerndes „Mau" klar gemacht: So schlimm ist es auch wieder nicht.

Ist Humor Zufall?

Die Tatsache, dass im genannten Beispiel Humor genau die gewünschte Wirkung erzielt hat, war kein Zufall. Es ist das Resultat aus Achtsamkeit, Empathie, Glück und Wertschätzung. Humor ist wie Fahrradfahren. Sie lernen es nicht vom Zuschauen, sondern vom Ausprobieren. Sie lernen, Ihr Rad zu lenken und in Schwung zu halten. Ihre ersten Runden auf dem Rad machen Sie nicht auf einer Hauptverkehrsstraße, sondern im eigenen Garten. Wenn Sie sich sicher genug fühlen, trauen Sie sich auf die Straße. Üben Sie Ihren Humor mit Menschen, bei denen Sie sich sicher fühlen, und in Situationen, in denen die Stimmung schon entspannt ist. Durch kleine Erfolgserlebnisse werden Sie mutiger und steigern so Ihre Fähigkeit, Humor ganz bewusst einzusetzen. Also stimmen Sie bitte nicht während einer laufenden Reanimation das Lied von Andreas Bourani an: „Mein Herz schlägt schneller als seins. Sie schlagen nicht mehr wie eins, vielleicht muss es so sein…" Hier sind wir schnell im Bereich Zynismus! Humor braucht die gleiche Ebene von Sender und Empfänger, dann kann er alles für Sie leisten. Sie haben die Möglichkeit, durch einen sensiblen Umgang mit dem „Sendersuchlauf-Knopf" den Empfänger auf Sie einzustellen und umgekehrt!

2.4   Jetzt ist Schluss mit lustig! – Grenzen von Humor

So schön es auch ist, sich mit den Sonnenseiten des Humors zu beschäftigen, ebenso wichtig ist es herauszuarbeiten, wann Humor fehl am Platz ist. Alle meine Seminarteilnehmer haben schon erlebt, dass Humor, in welcher Form auch immer, nicht die gewünschte Entspannung gebracht hat. Das Beispiel einer Teilnehmerin jagt mir immer noch eine Gänsehaut über den Rücken:

Beispiel

Die Praxisanleiterin und stand mit einem Auszubildenden bei einem Patienten. Sie besprachen alle drei die nächsten pflegerischen Maßnahmen, als die Tür aufging und der Chefarzt hereinkam. Zum Patienten gewandt sagte er: „Guten Tag, ich habe hier die Ergebnisse des Materials, das wir bei Ihrer OP entnommen haben." „Und?" „Ja, ich habe eine gute und eine schlechte Nachricht für Sie. Die schlechte ist: Einer von uns beiden hat Krebs. Die gute Nachricht ist: Ich bin es nicht!"

Als ich die Geschichte zum ersten Mal hörte, konnte ich es kaum glauben. Die Teilnehmerin sagte, dass diese Situation bereits vor 20 Jahren passiert sei, dennoch würde sie diese Äußerung niemals vergessen. Wir fragten uns alle, wie dieser Mann die Leitung einer ganzen Abteilung bekommen konnte, und waren uns einig: Zu einer kompletten Persönlichkeit gehören Fachkompetenz **und** Sozialkompetenz in einem ausgewogenen Verhältnis. Von diesem Arzt würde niemand behandelt werden wollen, und keiner würde ihm seine Kinder oder Eltern in Obhut geben.

Humor als Schutzschild

Während meiner Ausbildung habe ich einen Kollegen kennengelernt, der fast nur in Witzen und Floskeln kommuniziert hat. „Wer kommt heute zum Spätdienst?" „Warte mal, ich schaue nach. Anja, Petra und ‚Kennst Du den schon'". „Wer?" „Naja, eigentlich heißt er Rolf, aber wir nennen ihn nur ‚Kennst du den schon'. Du wirst ihn nachher erleben." Was ich erlebte, war erschütternd. Rolfs Unterhaltungen liefen ungefähr so: „Na, alles klar auf der Andrea Doria?" „Ja, geht so, und selber?" „Muss ja. Schlechten Menschen geht es immer gut." „Wie meinen Sie das?" „Naja, was muss, das muss. Kann man nichts machen."

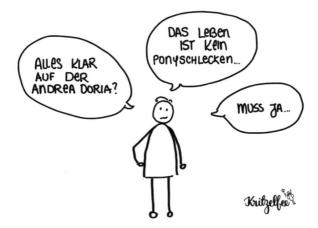

Abb. 2.8 Alles roger in Kambodscha. (Zeichnerin: Martje Kleinhans. Mit freundl. Genehmigung von Matthias Prehm)

Oder so: „Alles roger in Kambodscha?" „Nee, heute ist nicht so gut." „Naja, man wird nicht jünger, und da steckst nicht drin. Das Leben ist kein Ponyhof." So ging das die ganze Zeit (Abb. 2.8). Zuerst fand ich ihn lustig, dann merkwürdig. Am Ende meines Einsatzes auf der Station erfuhr ich, dass sich Rolf gerade von seiner Ehefrau getrennt hatte und wieder in einer kleinen Personalwohnung eingezogen war. Dann war mir klar, dass er sich hinter einer Mauer versteckte und keinem zeigen wollte, was er wirklich dachte. Ich konnte ihn nie einschätzen, was auch ein wichtiger Punkt ist, ob ein sozialer, wertschätzender Humor funktionieren kann. Humor braucht Authentizität und Ehrlichkeit.

Verlust der Ernsthaftigkeit
Die häufigste Antwort auf die Frage, warum einige Kollegen bei der Arbeit überwiegend ernsthaft sind, lautet: „Sie wollen seriös wirken." Der Gedanke ist weit verbreitet: Nur wer fachlich korrekt und hochkonzentriert arbeitet, ist zuverlässig und kompetent. Wer bei der Arbeitet hingegen lacht, ist entweder nicht ausgelastet oder unkonzentriert. Wie so häufig, ist die goldene Mitte der Weg aus dem Dilemma. Die gute Laune sollte vor allem den guten Leistungen entsprechen. Wie es trotzdem zu Missverständnissen kommen kann, zeigt folgendes Beispiel:

Beispiel

Wir hatten einen neuen Anästhesisten auf Station, und in der ersten Woche hatten wir zwar viel zu tun, schafften es jedoch, den hohen Arbeitsaufwand mit viel Spaß, Lachen und guter Stimmung zu bewältigen. Aufwendige Intensivtransporte, eine komplizierte Mobilisation mit Beatmungsgerät und drei Kollegen, sowie stundenlange Verbandwechsel; alles fachlich korrekt und ausgelassen fröhlich. Zudem durfte ich in dieser Woche im Rahmen der stationsinternen Fortbildung meinen Kollegen die Notfallmedikamente auf der Intensivstation näherbringen. Am Freitag blickte ich in die Runde, wer heute teilnehmen wollte. Da fragt mich der neue Anästhesist, wer denn diese Fortbildung halten würde. Ich hob die Hand und er fragte ungläubig: „Du?" Zack! Da hatte ich die Quittung! Ich war zuerst etwas gekränkt, weil er es mir nicht zugetraut hatte, nach zehn Jahren auf der Intensivstation die Fortbildung für die Kollegen zu geben. Im Grunde hatte ich jedoch in der ganzen Woche das Bild „Ich bin der lustige Pfleger" vermittelt, und er konnte nur zu dem Schluss kommen, dass ich die Rolle des Kaspers innehatte. Ich hatte es übertrieben und nicht darauf geachtet, wie ich wohl auf andere wirke. Meine Fachlichkeit geriet in den Hintergrund, und die Verantwortung dafür lag bei mir.

Humor ist für mich weiterhin die wichtigste Ressource bei der Arbeit, jedoch gilt immer der Grundsatz: Die Dosis macht das Gift!

Humor kann unangebracht sein

Gerade in körperlich anstrengenden und emotional belastenden Situationen ist die Bereitschaft der Beteiligten, sich auf Humor einzulassen, sehr unterschiedlich. So kann es passieren, dass ein harmloser Satz viel Diskussionsbedarf schafft. So hatten wir eine Zeit lang jede Woche zwei Mitarbeiter der Hamburger Feuerwehr zum Praktikum auf Station. Einer erzählte von seinem letzten Einsatz: „Wir wurden zu den Bahngleisen gerufen, Verdacht auf Suizid. Als wir ankamen, sahen wir die Bescherung. Da hatte wohl jemand Zug gekriegt." Er lächelte dabei, es sollte wohl ein lustiges Wortspiel sein. Ein halbes Jahr später wurde das tragische Ende von Robert Enke bekannt, und ganz Deutschland bekam Einblick in die Welt eines Menschen mit einer bipolaren Störung. Sicherlich müssen auch die Rettungskräfte ihre Erlebnisse verarbeiten, für mich persönlich war es in dem Augenblick eine Spur zu viel Zynismus und völlig unangebrachter Humor. Humor in diesen Momenten ist immer eine Gratwanderung. Die einen lachen, die anderen sind schockiert. Je größer die emotionale Distanz, desto leichter kann Humor Entlastung bringen.

Humor kann nerven

Sie kennen bestimmt die Momente, wenn es bei der Arbeit richtig schön albern ist. Sie lachen über alles und jeden, ein Wort ergibt das andere, und es scheint eine endlose Spirale der guten Laune zu sein. Doch irgendwann müssen Sie die Übergabe beenden und zu den wesentlichen Dingen des Tages kommen – sofort prustet wieder einer los, und die ganze Meute lacht erneut. Zweiter Anlauf, das gleiche Spiel. Dritter Versuch, keine Chance. Jetzt fängt es an, dass Sie genervt sind vom Humor der anderen. Wenn Sie jetzt verbal auf den Tisch hauen, sind Sie der Spielverderber. Lassen Sie sich Ihren Ärger nicht anmerken, bleiben Sie gelassen. Machen Sie sich bewusst, dass Sie wahrscheinlich real nur fünf Minuten später nach Hause kommen. Diese fünf Minuten sind schon vergessen, wenn Sie erst einmal zu Hause sind. Die Kollegen wollen Sie nicht ärgern, sie haben in diesem Moment einfach nicht den Blick für Ihre Bedürfnisse. Machen Sie einen weiteren Versuch und sagen Sie sich: Schön, dass hier so viel gelacht wird. Besser, als wenn alle missmutig zur Arbeit kommen.

Humor kann respektlos und verletzend sein

Meiner Ansicht nach gehört Respekt und Wertschätzung zu den Grundpfeilern eines wohlwollenden Humors. Dennoch gibt es immer wieder Situationen, in denen der fehlende Respekt auf der einen Seite zu einer Verletzung auf der anderen Seite führt. Im Jahr 2005 erschienen in der dänischen Zeitung *Jyllands-Posten* Mohammed-Karikaturen. Der Zeichner Kurt Westergaard steht bis heute unter Polizeischutz, und es gibt keine Chance auf Versöhnung. 2015 erschütterte der Anschlag auf das französische Satiremagazin Charlie Hebdo die Welt. Was in der westlichen Welt als freie Meinungsäußerung toleriert wird, erzeugt in einer anderen Kultur Wut und Hass. Das Gedicht von Jan Böhmermann über den türkischen Ministerpräsidenten Tayyip Erdogan zog sogar eine staatspolitische Krise nach sich. Es muss aber nicht immer die große Bühne sein.

Als ich noch in Hamburg lebte, war ich öfter bei meinem Lieblingsitaliener. Ironischerweise ist er jedoch gebürtiger Türke, seine Frau kommt aus Italien. Nach der vorzüglichen Pizza brachte er noch einen Espresso und fragte, ob es geschmeckt habe. Es war wie immer ausgezeichnet. „Heute war sie ganz gut, einmal muss es ja klappen", entgegnete ich mit einem Augenzwinkern. Na, da hatte ich etwas gesagt! Was das heißen solle, was mir einfiele und warum ich überhaupt immer wiederkomme! Ich versuchte es noch zu erklären, es half aber nicht viel. Erst nach einer umfassenden Entschuldigung waren die Wogen wieder geglättet, und ich hatte dazugelernt: Achte auf das Sender-Empfänger-Verhältnis, damit Ironie auch richtig verstanden wird. Die Bemerkung war von mir nicht respektlos gemeint, dennoch hatte ich ihn sehr verletzt.

Die ganze Bandbreite von sexistischen und rassistischen Witzen würde hier ebenfalls passen. Hier sind die Möglichkeiten besonders groß, in einen selbstgebauten Fettnapf zu treten. Manche können über Blondinenwitze noch lachen, auf Nachfrage in meinen Seminaren verdrehen die meisten Damen jedoch die Augen, nach dem Motto: „Bitte nicht schon wieder!" Aber, wie schon erwähnt ist das Humorverständnis bei jedem anders. Wenn Sie also gute Erfahrung damit gemacht haben: Viel Spaß!

Es gibt noch weitere „Kommunikationsklippen", die beim Humor auftauchen können: Sie können negativ auffallen, wenn Sie unangebracht und zu laut lachen.

Humor kann mehr Arbeit machen

Dieses Argument wird häufig von Stationsleitungen genannt. Eine harmlose Bemerkung, die völlig falsch verstanden wurde, und schon ist der Teufel los! Vielleicht kennen Sie diese Situation: Kurz vor Schichtende sagen Sie zu Ihren Kollegen: „Sag mal, soll ich Dir noch helfen? Oder ist Dir nicht mehr zu helfen?" „Was soll das denn heißen? Glaubst Du, ich schaffe es alleine nicht? Bei mir war auch viel mehr zu tun!" Einen Augenblick später sitzen die beiden Streithähne (oder -hennen) im Leitungsbüro und diskutieren, schlichten und vertragen sich hoffentlich wieder. Da kommt schon manchmal der Gedanke: „Lass den Humor weg, dann hätte ich weniger Arbeit!"

Die bisher genannten Grenzen des Humors – und das sind bei weitem nicht alle – haben eines gemeinsam: Man kann ihre Überschreitung vermeiden! Sie sind der Kapitän auf Ihrem Schiff, und Sie haben das Steuerrad in der Hand. Täglich fahren Sie durch ein aufgewühltes Kommunikationsmeer mit Untiefen, Strömungen und Klippen. Wenn Sie Ihr Schiff glücklich mit Achtsamkeit lenken, empathisch navigieren und wertschätzend steuern, werden Sie gekonnt die Riffe und gefährlichen Untiefen umfahren (Abb. 2.9). Möglicherweise werden Sie feststellen, dass es Grenzen guter Laune gibt. Sie werden jedoch umso mehr erleben, was Humor alles für Sie leisten kann.

Humor und Tod?

Ein weiterer Grenzbereich ist dort, wo Humor mit Tod und Sterben in Verbindung kommt. Humor und Tod? Ja oder nein? Es gibt für beide Lager Befürworter. Christian Heeck (2017), Kulturreferent der Universität Münster, vertritt die Ansicht: Wenn nicht jetzt gelacht werden kann, wann dann? Gemeint ist in erster Linie, der großen Traurigkeit den nötigen Raum zu geben. Natürlich lacht man nicht über die Menschen und ihre Situation, sondern nutzt Humor, um Lebensimpulse zu geben und nicht trostlos am Bett des Sterbenden zu stehen. Ebenso wenig wird die Trauer durch Geschäftigkeit verdrängt oder „weggeplappert". Eine fundierte und nachhaltige Sterbe- und

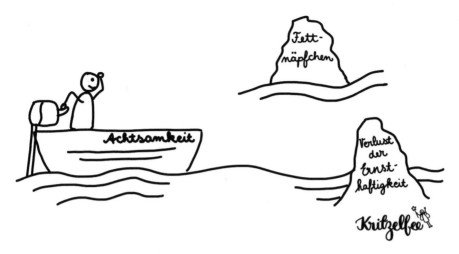

Abb. 2.9 Achtsamkeit als Navi. (Zeichnerin: Martje Kleinhans. Mit freundl. Genehmigung von Matthias Prehm)

Trauerbegleitung ist von Empathie geprägt – allen Beteiligten Mut machen und sich an die schönen Momente erinnern. Kleine Wege lassen sich aus der Bestürzung und Betroffenheit finden, wenn Sie den Trauernden helfen, über die Situation zu sprechen. Vermitteln Sie, dass der emotionale Zustand zurzeit normal ist. Ehrlichkeit ist ebenfalls ein wesentlicher Aspekt professionellen Handelns in der Trauerbegleitung. Sie schafft Vertrauen und ermöglicht eine effiziente Hilfestellung. Ein wichtiger Aspekt zur Regulierung von traumatischen Erfahrungen ist das Gefühl, eine „erste" Zukunft zu haben. Besprechen Sie gemeinsam die nächsten Schritte. Aktivieren Sie ein soziales Netzwerk und nutzen Sie die sozialen Ressourcen der Betroffenen. In dem sehr lesenswerten Lehrbuch *Basiswissen Palliativmedizin* bemerkten die Autoren Hirsmüller und Schröer (2014) treffend: „Über diesen ‚Umweg' testen sie sowohl das Vorhandensein einer humorvollen Einstellung beim Gegenüber als auch dessen Bereitschaft, sich auf diese Tabuthemen einzulassen." Humor hat in diesem Umfeld von Feinfühligkeit und Verantwortungsbewusstsein die Möglichkeit, allen Beteiligten Entlastung und Zuversicht zu geben.

Was Klinikclowns im Zusammenhang mit dem nahenden Lebensende bewirken können, habe ich erfahren, als ich den Vortrag „Humor und Gesundheit – Ansichten eines therapeutischen Clowns" von Frau Dr. Petra Klapps, Leiterin des Kolibri-Instituts in Köln, hörte. Das Kolibri-Institut ist eine private Bildungseinrichtung und steht für Humor und Kreativität. Sie berichtete von ihren Erlebnissen als Clownin in einer Kölner Klinik:

Beispiel

Gemeinsam mit ihrer Kollegin, beide bereits als Clownin verkleidet, betraten sie ein Patientenzimmer. Es war ein Zwei-Bett-Zimmer, jedoch stand nur ein Bett dort. Darin lag eine ältere Dame, und ihre Angehörigen, vier Erwachsene, standen und saßen um sie herum. Die Clowns bemerkten sofort, dass die ältere Dame am Ende Ihres Lebens angekommen war und dass die Angehörigen bereits trauerten und Abschied nahmen. Sie hatten das Gefühl, zu stören und wollten gerade unverrichteter Dinge gehen, als die Angehörigen die Clowns baten zu bleiben, da ihre Mutter Clowns so geliebt habe. „Können Sie nicht etwas singen?" „Ja, das können wir", antworten die beiden Clowns und standen mit der Familie am Bett, sangen leise und stimmungsvoll ein Lied. Die alte Dame begann zu lächeln. Als sie nun hinausgehen wollten, baten die Angehörigen noch um das Lieblingslied der Mutter, ein altes Kölner Lied. Die alte Dame lächelte noch mehr und wandte den beiden den Kopf zu. Beim Hinausgehen der Clowns schaute sie die beiden an und winkte zum Abschied. Nach diesem emotionalen Moment machten Frau Dr. Klapps und ihre Kollegin eine Pause. Eine halbe Stunde später kam der Sohn erneut auf sie zu: „Ich möchte mich ganz herzlich bei Ihnen bedanken. Meine Mutter ist mit einem Lächeln auf den Lippen soeben für immer eingeschlafen."

Dieser sensible Einsatz von Humor ist nur von Menschen möglich, die eine ausgereifte Sozialkompetenz besitzen. Ich stelle immer wieder fest, dass die meisten beruflich Pflegenden diese Kompetenz besitzen. Darauf können wir stolz sein!

Als Pflegender hatte ich in verschiedenen Situationen Berührung mit Sterben, Tod und Trauer. Trotz der direkten Konfrontation mit dem Tod ergeben sich Momente, in denen Humor Entlastung schaffen kann.

Literatur

Zitierte Literatur

Asher DM (2008) Kuru: memories of the NIH years. Philosophical Transactions 363:3618–3625

Abel EL, Kruger ML (2010) Smile Intensity in Photographs Predicts Longevity. Psychological Science 21:542–544

Cousins N (1979) An Anatomy of an Illness as Perceived by the Patient. W.W. Norton, New York

Duden (2017) Humor. https://www.duden.de/rechtschreibung/Humor_Stimmung_Frohsinn. Zugegriffen: 08.11.2017

Facebook (2017) Dinge, die eine Krankenschwester nicht sagt. https://de-de.facebook.com/Krankenschwesternprobleme/. Zugegriffen: 08.11.2017

Freud S (1905) In: Freud (2016) Der Witz und seine Beziehung zum Unbewussten. Europäischer Literaturverlag, Bremen

Goltz W (2002) Humor und Burnout. ISMOS IV, Wien

Heeck C (2017) Nur nicht den Mut verlieren! Humor und Lebenssinn – Humor in der Sterbebegleitung In: Bundes-Hospiz-Anzeiger Ausgabe. Schwerpunkt – Hospiz und Humor 04/2017

Hesse H (1959) In: Hesse H (Hrsg) Gesammelte Schriften , Bd. 4 Suhrkamp Verlag, Berlin, S 371

Hirsmüller S, Schröer M (2014) Interprofessionelle Teamarbeit als Ausgangspunkt für Palliativmedizin In: Schnell, MW., Schulz C. (Hrsg.). Basiswissen Palliativmedizin. Springer-Verlag, Heidelberg

Kästner E (1950) Kurz und bündig: Epigramme. Atrium Verlag AG, Zürich

Kataria M (1999) Lachen ohne Grund. Verlag Via Nova, Petersberg

Kuiper A, Grimshaw M, Leite C, Kirsh G (2004) Humor ist nicht immer die beste Medizin: Spezifische Komponenten des Sinns für Humor und psychologisches Wohlbefinden. Humor 17–1(2):135–168

Mai J (2017) Lächeln: die Psychologie und Bedeutung für uns. http://karrierebibel. de/lacheln. Zugegriffen: 15.02.2017

Maio G, Olson JM, Bush J (1997) Telling jokes that disparage social groups: Effects on the joke teller's stereotypes. Journal of Applied Social Psychology 27:1986–2000

Middleton M, Moland J (1959) Humor in Negro and White subcultures: A study of jokes among university students. American Sociological Review 24:61–69

Milram JE, Richardson JL, Marks G, Kemper CA, McCutchan AJ (2004) The roles of dispositional optimism and pessimism in HIV disease progression. Psychology and Health 19:167–181

Miyazaki T, Ishilkawa S, Natata A (2005) u. a.: Association between perceived social support and Th1 dominance. In: Biol Psychology. 70:30–37

Morag M, Morag A, Reichenberg A, Lerer B, Yirmiya R (1999) Psychological variables as predictors of rubella antibody titers and fatigue - a prospective, double bind study. Journal of Psychiatric Research 33:389–395

Provine R (2000) Laughter: A scientific investigation. Penguin books, USA

Ringelnatz J (1928) In: Pape W (Hrsg) Sämtliche Gedichte. Diogenes Verlag, Zürich

Rasmussen AF, Marsh JT, Brill NQ (1957) Increased susceptibility to herpes simplex in mice subject to avoidance learning stress or restraint. Proceedings of the Society for Experimental Biologie and Medicine 96:183

Robinson VM (2002) Praxishandbuch therapeutischer Humor. Verlag Hans Huber, Bern

Ruch W, Zweyer K (2001) Heiterkeit und Humor: Ergebnisse der Forschung. In Hirsch RD, Bruder J, Radebold H (Hrsg) Heiterkeit und Humor im Alter. Schriftenreihe der Deutschen Gesellschaft für Gerontopsychiatrie und Psychotherapie. Band 2. Chudeck-Druck, Bornheim-Sechtem

Schubert C (2011) Psychoneuroimmunologie und Psychotherapie. Schattauer Verlag, Stuttgart

Seibt B, Förster J (2004) Risky and careful processing under stereotype threat: How Regulatory focus can enhance and deteriorate performance when self stereotypes are active. Journal of Personality and Social Psychology 87:38–56

Thesis M (2002) Goltz W (2002) Humor und Burnout. Wirtschaftsuniversität Wien, ISMOS IV

Thalbod L, Lumden B (2000) On the association between humor and burnout. International Journal of Humor research 13:419–428

von Hirschhausen E (2009) Glück kommt selten allein. Rowohlt Verlag, Reinbek

Wisemann (2008) Auf der Suche nach dem lustigsten Witz der Welt In: Gehirn und Geist 4/2008

Weiterführende Literatur und Links

www.lachclub.info

www.facebook.com/Krankenschwesternprobleme

http://www.humorinstitut.de/category/humorforschung/medizin/seite/3/

Birkenbihl VF (2011) Humor: An Ihrem Lachen soll man Sie erkennen. mvg Verlag, München

Robinson VM (2002) Praxishandbuch Therapeutischer Humor. Hogrefe, Göttingen

Szeliga RF (2011) Erst der Spaß, dann das Vergnügen. Kösel-Verlag, Kempten

Zimmer CM (2012) Lachen: 3x täglich - Humor in Gesundheitsberufen. Springer Verlag, Berlin Heidelberg

3

Humorvoll durch den Pflege- und Klinikalltag

Im ersten Kapitel des Buches habe ich die enormen Herausforderungen im Gesundheitswesen beschrieben, und das waren sicherlich noch nicht alle. Wie kann es nun gelingen, dass Sie sich Ihre Motivation für den Beruf bewahren? Für die multiplen Aufgaben, die täglich auf Sie zukommen, bräuchten Sie eigentlich vier Hände, zwei Köpfe, kein Privatleben und keinen Schlaf. Die Patienten und Angehörigen haben täglich Bedürfnisse, die sie an Sie als Pflegekraft richten. Zusätzlich arbeiten Sie im Drei-Schicht-System und sind dabei ständig ohne richtigen Biorhythmus. Die Kollegen wollen Dienste tauschen, die Ärzte mal eben schnell die Visite ausgearbeitet haben. Wenn Sie nach Hause kommen, fragen die Kinder, was es zum Abendbrot gibt, und Ihr Mann hatte die tolle Idee, zum Fußballgucken seine fünf Freunde einzuladen. Alle wollen etwas von Ihnen, und damit Sie unter den vielen verschiedenen Anforderungen nicht zerrieben werden, brauchen Sie ein gutes Konzept und eine klare Strategie, um all diesen gerecht zu werden. Dabei kann Humor sehr hilfreich sein.

In diesem Kapitel geht es also im Kern darum, für dieselbe Situation eine andere Perspektive einzunehmen. Denn die Situationen, die Sie vorfinden, bleiben unverändert. Wenn Sie wieder einmal den Dienst in Unterbesetzung antreten, der OP-Plan überfüllt ist oder einem Patienten zu allem Überfluss der Joghurt ins Bett gerutscht ist, können Sie an der Tatsache nichts ändern, aber Sie können etwas an Ihrer Einstellung und Ihrer Sichtweise ändern. Denn nur Sie allein können aktiv auf Ihre eigene Gefühlswelt Einfluss nehmen. Sie werden in

© Springer-Verlag GmbH Deutschland 2018
M. Prehm, *Pflege deinen Humor*, https://doi.org/10.1007/978-3-662-56080-8_3

die Selbstverantwortung genommen. So gibt es die Möglichkeit, in kleinen Schritten mutiger, gelassener und humorvoller zu agieren. Das „Sieben-Humor-gewohnheiten-Programm" von Prof. Paul McGhee et al. (2013) stellt eine Bewältigungsstrategie dar, mit der Sie Schritt für Schritt angeleitet werden.

3.1   Stark im Alltag – Bewältigungsstrategie mit Humor

Ziel der Bewältigungsstrategie von Prof. McGhee und Kollegen ist es, die persönliche Grenze für negativ empfundenen Stress Stück für Stück nach oben zu setzen. Die täglichen Anforderungen im privaten und beruflichen Alltag sind gestiegen, die mediale Verfügbarkeit wird in vielen Bereichen vorausgesetzt, und zur Bewältigung dieser Herausforderungen werden alle verfügbaren Ressourcen benötigt. Häufig erlebe ich, dass bereits bei der Beschreibung des Arbeitsalltags von Stress gesprochen wird. Es war ein stressiger Dienst, gestresste Mitarbeiter, Stress im Straßenverkehr. Aus der Sicht der Evolution ist Stress jedoch nichts Schlechtes. Die Prozesse, die in einer Gefahrensituation im Körper angeregt und über das Stammhirn geregelt werden, hatten evolutionsgeschichtlich ein elementares Ziel: Überleben!

Guter Stress – schlechter Stress
Es gibt zwei Arten von Stress:

- **Eustress,** sog. positiver Stress: Dieser Stress treibt uns zu Leistungen an, überfordert uns nicht und hinterlässt beim Erreichen des Ziels ein Gefühl der Zufriedenheit.
- **Disstress,** sog. negativer Stress: Dieser Stress beginnt dort, wo unsere persönlichen Kompensationsmechanismen nicht mehr ausreichen.

Der negative Stress wird als unangenehm und bedrohlich empfunden. Wir haben das Gefühl, dass wir nicht mehr „Herr der Lage" sind, uns die „Sache über den Kopf wächst" und überfordert. Wie ist Ihre Meinung zur folgenden Aussage: „Stress hat man nicht, Stress macht man sich." Ich stelle diese Frage öfter und erlebe, dass die Meinungen ganz schön auseinandergehen. Meist treffen wir uns irgendwo in der Mitte: Bis zu einem gewissen Punkt ist jeder selbst für sich verantwortlich, wie er die Situation bewertet. Es gibt jedoch für alles eine Grenze, und diese ist sehr individuell. Der im Vorwort erwähnte „Motivationsakku" ist häufig entscheidend dafür, ob ich die täglichen Aufgaben als machbar empfinde und souverän bleibe oder ob meine persönliche

Leistungsgrenze erreicht ist. Verglichen mit einem Akku komme ich morgens mit ca. 95 % Ladung zur Arbeit. Nun gibt es viele Faktoren, die an meinen Kräften zehren: Ein Kollege ist krank, wir bekommen zwei Aufnahmen und eine Übernahme aus dem OP, die Hygienebegehung ist heute Mittag, ab 10.00 Uhr ist die Stationsleitung zur Konferenz bei der Pflegedienstleitung, die Beckenspüle ist immer noch kaputt, zwei Patienten müssen isoliert werden, da ORSA-Keime nachgewiesen wurden, die Küche hat drei Essen zu wenig geschickt, der Chefarzt hat schlechte Laune. Wir könnten die Liste noch ewig weiterführen. Diese (und noch viele andere) Faktoren sind Teil unserer Arbeit, und ohne einen Ausgleich oder positive Erlebnisse wäre unser Akku schnell im „roten Bereich". Falls ich während der Arbeit jedoch Möglichkeiten habe, mich wieder „aufzuladen", werde ich deutlich handlungsfähiger, souveräner und sicherer. Ich bleibe im „grünen Bereich"! Ich habe mir immer wieder „Ladestationen" gesucht. Das sind zum Beispiel die Dankbarkeit der Patienten und Angehörigen, das tolle Miteinander mit meinen Kollegen, das Lob von anderen Berufsgruppen und vor allem der Humor. Finden Sie Ihre eigenen Ladestationen: Machen Sie sich bewusst, was Ihnen an Ihrer Arbeit gefällt. Mit welchen Kollegen sind Sie gerne zusammen? Nehmen Sie die Dankbarkeit und Wertschätzung von Patienten und Angehörigen! Achten Sie auf Ihren Akku (Abb. 3.1)!

Trainieren Sie Ihren Humor

Sie ahnen es schon: Auch Humor können Sie trainieren. Es gibt dafür zwar keine gezielte Muskelgruppe, aber wenn Sie Humor als Haltung einnehmen wollen, können Sie sich mit den folgenden Übungen bewusster mit Ihrem eigenen Humorstil und Ihren Gewohnheiten auseinandersetzten. Nehmen Sie sich etwas Zeit für die Beantwortung.

Noch ein Tipp, bevor es losgeht: Nutzen Sie das Arbeitsblatt „Trainieren Sie Ihren Humor" (Abb. 3.2) als Kopiervorlage! Dann können Sie auch gleich Ihren Partner und Ihre Freunde testen. Fangen Sie am besten gleich damit an.

Basierend auf dem Humor-Trainingsprogramm des US-amerikanischen Psychologen Prof. Paul McGhee und Kollegen (2013) stelle ich Ihnen im Folgenden inhaltlich die sieben Humorgewohnheiten vor. Diese Vorstellung ersetzt nicht das komplette Buch *Humorfähigkeiten trainieren*, sondern zeigt vielmehr, was Sie täglich tun können, um Humor als innere Haltung und Bewältigungsstrategie für sich zu nutzen. Grundsätzlich lautet der Ansatz, dass Sie die verschiedenen Fähigkeiten an solchen Tagen üben, wo Sie den täglichen Anforderungen entspannt und gelassen gegenüberstehen. So verstärken Sie Ihre Wahrnehmung auf positive Umstände und können infolgedessen souveräner auf eine Belastungssituation reagieren.

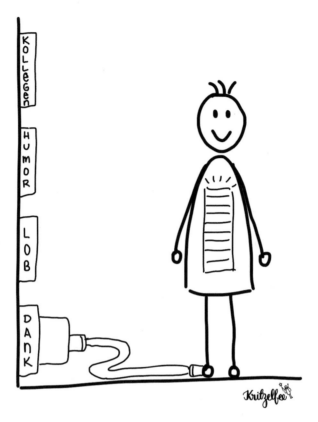

Abb. 3.1 Motivationsakku. (Zeichnerin: Martje Kleinhans. Mit freundl. Genehmigung von Matthias Prehm)

Überlegen Sie bitte, was Sie positiv mit Ihrem Arbeitsplatz verbinden:

- Sie haben tolle Kollegen.
- Sie arbeiten in einem interessanten Fachgebiet.
- Sie sind auf Station gut organisiert.
- Ihre Arbeitsstelle liegt in der Nähe Ihres Wohnortes.
- Mit Ihrem Gehalt, das Sie pünktlich bekommen, können Sie Ihren Lebensunterhalt bestreiten.

Traf etwas zu? Ok, das waren schon fünf positive Punkte. Jetzt kommt die allseits bekannte Belastungssituation, der berüchtigte Anruf am Freitagvormittag: „Kannst Du am Wochenende Frühdienst machen?" Aufgrund der vorherigen positiven Wahrnehmung Ihres Arbeitsplatzes steigt die

Arbeitsblatt: **Trainieren Sie Ihren Humor**

Die Beantwortung der Fragen richtet sich in erster Linie an Ihre Humorgewohnheiten im Alltag. Der letzte Abschnitt "Humorvolle Situationen" ist eine Art Bestandsaufnahme Ihrer humorvollen Erlebnisse. Zum Abschluss können Sie sich Ihren persönlichen "Anfälligkeitsfaktoren" stellen. Diese zu kennen ist elementar bei der Suche nach Lösungsstrategien für den Alltag. Viel Spaß!

Was bringt Sie zum Lachen?

_____

_____

_____

_____

_____

_____

_____

Welche Komödien sehen/humorvolle Bücher lesen Sie gern?

_____

_____

_____

_____

Wer aus Ihrer Familie hat/ welche Freunde haben Ihren Humor und bringen Sie zum Lachen?

_____

_____

_____

_____

Wie wichtig ist für Sie Humor am Arbeitsplatz und wie nutzen Sie ihn?

_____

_____

_____

_____

_____

Wann finden andere Menschen Sie lustig?

_____

_____

_____

_____

_____

Abb. 3.2 Arbeitsblatt „Trainieren Sie Ihren Humor"

Wann empfinden Sie sich selbst als humorvoll?

_____

_____

_____

Wie nutzen Sie Humor, wenn Sie Ärger und Stress haben?

_____

_____

_____

Welche „Humor – Bremsen" kennen Sie?

_____

_____

_____

Schreibsprint

Auch mit einem Schreibsprint können Sie sich bewusst machen, was Humor für Sie bedeutet. Hierbei ist es wichtig, dass Sie im Schreibfluss bleiben. Schreiben Sie also den Satz: Humor ist für mich - und ergänzen Sie dann alles, was Ihnen dazu einfällt. Wenn Ihnen zunächst nichts einfällt, schreiben Sie wieder „Humor ist für mich…" usw.

Humor ist für mich … _____

_____

_____

_____

_____

Humorvolle Situationen

Überlegen Sie sich bitte zu den drei folgenden Fragen, welche Situationen, Geschichten oder Anekdoten Ihnen einfallen. Dies können neben aktuellen Geschichten, auch Begebenheiten aus der Vergangenheit sein:

In welcher Situation ist etwas Humorvolles passiert?

_____

_____

_____

Wann ist etwas Humorvolles in einer ernsthaften Situation passiert?

_____

_____

_____

Wo (in welcher Situation) wären Sie gerne humorvoller?

_____

_____

_____

(Diese Übungen habe ich bei einem Humorseminar mit Eva Ullmann kennengelernt. Weitere Informationen finden Sie auf www.humorinstitut.de)

Abb. 3.2   (Fortsetzung)

Wahrscheinlichkeit, dass Sie Ihrer Stationsleitung eine Lösung anbieten oder ein alternatives Angebot machen: „Ich kann dir anbieten, dass ich zum Spätdienst erst um drei Uhr komme und um acht Uhr gehe." Ich kenne viele Stationsleitungen, die sehr dankbar für solche Interimslösungen sind. Wenn Sie jedoch schon beim Gedanken an Ihre Arbeit ein negatives Gefühl haben, springen Sie garantiert nicht ein.

Natürlich ist es noch von anderen Faktoren abhängig, ob Sie Ihr freies Wochenende opfern. Dennoch bedenken Sie: Wenn der Stein der negativen Emotionen erst einmal ins Rollen gebracht wurde, läuft die „Abwärtsspirale". Diese Form der Wahrnehmung generiert negative Zukunftsvorstellungen. Üben Sie die Gewohnheiten ein, bis sie zu einem festen Bestandteil Ihrer inneren Haltung geworden sind. Dann sind Sie in der Lage, in dem Moment, wenn lauter negative Dinge passieren, positive Gefühle aus dem Boden zu stampfen. Mit Humor lassen sich schnell positive Emotionen erzeugen, und dennoch verschwindet er meist, wenn wir ihn am nötigsten brauchen, wie bei Wut, Anspannung, Angst oder Depression. Es ist wichtig, in guten Zeiten grundlegende Humorfähigkeiten aufzubauen. Humor ist eine erlernbare Charaktereigenschaft! Das Hauptziel des Programms ist die Stärkung der Fähigkeit, Humor zur alltäglichen Stressbewältigung oder, besser gesagt, zur Bewältigung des Alltags zu nutzen.

Humorgewohnheit 1: Umgeben Sie sich mit Humor, und denken Sie über die Art Ihres Humors nach!

Ich habe ein Frühstücksbrett mit einem Zitat von Klaus Klages (Lauer et al. 2003): Wenn Du den Tag mit einem Lächeln beginnst, hat Deine Seele gut gefrühstückt! Na dann, guten Appetit!

Vielen Menschen fehlt im Alltag der Blick für das Komische, und sie halten auch nicht viel davon. Daher ist es erst einmal wichtig, über die Art des eigenen Humors nachzudenken, einschließlich früherer und aktueller Einflüsse. Welchen Humor lebe ich täglich? Lachen die anderen mit mir oder über mich? Versteht jeder meine Ironie, oder verletze ich jemanden mit meinem Zynismus? Gedanken, die Sie sich im Alltag bestimmt nicht so häufig stellen, oder? Über wen kann ich lachen? Überlegen Sie, wer Sie zum Lachen bringt. Sind es Arbeitskollegen, Partner, Comedians oder Kabarettisten? Für viele ist es ungewohnt, sich darüber Gedanken zu machen. Ich persönlich habe jedoch die Erfahrung gemacht: Egal, welche Art von „Katastrophe" auch passiert, alles ist nur noch halb so schlimm, wenn ich mit Kollegen zusammenarbeite, mit denen ich viel gemeinsam lachen kann. Ebenso verhält es sich mit humorvollen Partnern. Ich vermute, dass wenn Paare, die schon 20 Jahre glücklich verheiratet sind, gefragt werden, wie sie das geschafft haben, die häufigste Antwort lautet: „Weil wir viel gemeinsam lachen und den gleichen Humor haben." Das ist viel nachhaltiger als Geld zu haben, ein Haus, zwei Autos und dreimal im Jahr in den Urlaub zu fliegen. Laut einer Umfrage der Online-Partnervermittlung ElitePartner legen 94 % der befragten Frauen und 91 % der Männer beim potenziellen Partner großen Wert auf Humor (Elitepartner 2017). Wenn Sie wissen, wer Sie zum Lachen bringt, schauen Sie nach, wann der Comedian oder Kabarettist das nächste Mal in Ihrer Nähe auftritt, und kaufen Sie sich (oder wünschen sich von Ihrem Partner) Karten.

Ich selbst habe lange Zeit im Radio eine Comedysendung gehört, die mich schon vor dem Frühdienst in gute Stimmung brachte. Sendezeitpunkt: 5.45 Uhr. Häufig fuhr ich zu diesem Zeitpunkt in das Parkhaus der Klinik und blieb bis zum Schluss sitzen.

Humorgewohnheit 2: Kultivieren Sie eine spielerische Haltung!

Für Menschen, die den Sinn für Humor verloren haben, ist die spielerische Entdeckung der Freude und des Spaßes am Spiel am wichtigsten. Die spielerische Haltung bezieht sich auf einen Gemütszustand, der zu Spaß und Spiel aufgelegt ist. Sehen Sie Humor als ein Spiel mit Ideen an. Im Stress verlieren wir den Zugang zum spielerischen Gemütszustand. Wer von Ihnen hat schon einmal mit Patienten oder Bewohnern gesungen oder getanzt? Vielleicht im Rahmen der Mobilisation oder bei der Körperpflege? Viele Pflegende kennen Beispiele und integrieren dieses spielerische Element häufig in den Alltag. Den gleichen Ansatz hat das Handpuppenspiel. Sie haben die Möglichkeit, bei einer professionellen Handpuppenspielerin den Einsatz von Handpuppen in Ihren Alltag zu integrieren. Die Anwendungsbereiche gehen von der Demenzbetreuung über Kinderbetreuung und Kinderpädagogik bis hin zu Zahnärzten, Klinik-Clowns und sogar als Verfahrensbeistand bei Kindern vor Gericht. Mit diesem gezielt spielerischen Ansatz können Sie eine Kommunikationsbrücke bauen, um Stress und Konflikte in produktive Bahnen zu lenken. Sie erreichen mit Humor, Spiel und der Handpuppe als Medium eine spielerische Haltung. So steigern Sie Ihre Fähigkeit, Menschen zu motivieren, und kommen spielerisch ans Ziel.

Beispiel

Stellen Sie sich folgende Situation vor: Sie sind Bewohner in einer Pflegeeinrichtung, und nun stehe ich, 2 m groß, weiße Dienstkleidung, vor Ihnen: „Nun kommen Sie, Frau Horstmannskötter, Sie müssen jetzt schnell die Tabletten nehmen. Ich habe nicht ewig Zeit!" „Ich will aber nicht!" „Darum geht es nicht, ich will auch nicht hier sein, muss ich aber trotzdem!" „Nein, nein, nein!" „Sie kriegen noch einen Joghurt, dann rutscht es besser." „Ich will keinen Joghurt und keine Tabletten!" etc. Hier wäre der Einsatz einer Handpuppe genau richtig, mit der Sie sich (als Bewohner) identifizieren können: ein älterer Herr. Die Puppe „Opa Alfred" begibt sich auf die gleiche physische und emotionale Ebene zu Ihnen. Sie sind Verbündete, müssen beide Medikamente nehmen, und der große, unfreundliche und ungeduldige Pfleger ist weg. Für beide Seiten reichen fünf bis acht Minuten Spiel aus, und alle profitieren davon. Probieren Sie es aus! Für nähere Informationen empfehle ich die Handpuppenspielerin Katja Krebs unter www.handpuppenspielseminare.de.

Ein Ansatz, der für mich persönlich im Alltag leicht umsetzbar ist, beginnt mit dem Einnehmen einer eigenen spielerischen Haltung. Dabei hat mir ein toller Arbeitskollege geholfen. Er stammt aus Kasachstan, arbeitet auf der Intensivbehandlungsstation für Schwerbrandverletzte im BG Klinikum Hamburg als Pflegehelfer, heißt Eugen und ist einfach ein wunderbarer Mensch. Er verkörpert zeitweise spielerisch die Figur eines Mafiabosses und unterstreicht es eindrücklich mit den Worten und seinem kasachischen Akzent: „Ich kann dir alles besorgen, kein Problem!" Und alle glauben ihm! Er hat es zudem in den letzten 16 Jahren geschafft, dass ich bei der Arbeit mit Sprache spielen lernte (ich lernte von ihm etwas Russisch) und in vielen Situationen die Leichtigkeit zurückgewonnen habe. Wenn wir einen Verbandswechsel auf der Station vornehmen, dauert es häufig zwei bis drei Stunden. Fällt mir dann z. B. eine Schere herunter, brauche ich eine neue und gehe zur Tür, schaue auf den Flur, ob dort ein Springer ist, der mir helfen kann. Häufig war Eugen der einzige Kollege, der zur Stelle war. Ich schilderte mein Problem und bekam oft zur Antwort: „Ich schicke dir jemanden vorbei!" Wir mussten beide lachen, und die Leichtigkeit, die einem nach zwei Stunden bei 35 Grad in Kittel, Haube, Mundschutz und Handschuhen schon einmal verloren gehen kann, kam zurück! Bald merkte ich, wenn wir zusammenarbeiteten, empfand ich alles bei der Arbeit deutlich leichter, und in anstrengenden Situationen blieb ich gelassen. Unvergessen bleibt ein Wortwechsel, an den wir uns noch jahrelang erinnerten: Im hausinternen Intranet hatte sich unsere Entsorgungsabteilung vorgestellt und beschrieb, was sie alles anbietet: „Wir entsorgen Glas, Holz, alte Glühbirnen, Batterien, Essen usw." Weiter unten war ein Kontaktfeld eingerichtet, auf das man klicken sollte.

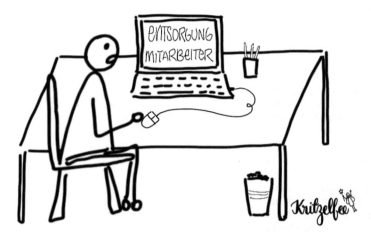

Abb. 3.3 Entsorgung Mitarbeiter. (Zeichnerin: Martje Kleinhans. Mit freundl. Genehmigung von Matthias Prehm)

Die Aufschrift des Kontaktfeldes war: Entsorgung Mitarbeiter (Abb. 3.3). Ich saß vor dem Computer und dachte: „Das ist mal ein Service! Fortschrittliches Krankenhaus, die denken wirklich an alles!" In diesem Moment stand der Leiter der Entsorgungsabteilung in der Stationstür und wollte die Kiste mit dem Datenmüll abholen. Ich ging mit dem Behälter in der Hand auf ihn zu und sagte: „Mensch, das ist ja eine tolle Idee von euch! Entsorgung Mitarbeiter! Ich habe heute eine maulende Kollegin auf Station, die nörgelt nur rum. Was kostet das Basisprogramm bei dir? Nichts Aufwendiges, zwei Eimer, ein bisschen Beton und ab in die Elbe?" Er lachte und sagte: „Da sind wir bei 2000 Euro!" Dann kam Eugen dazu: „Was? So teuer? Ich mache das billiger!" Da standen nun drei Männer, um kurz nach acht. Die Visite war vorbei, und wir hatten alle Hände voll zu tun. Wir haben uns zwei Minuten ausgeschüttet vor Lachen und damit viel Motivation für den anstrengenden Tag gesammelt. Ich wünsche jedem von Ihnen solche Kollegen!

Auch im privaten Bereich habe ich dieses Spiel mit Sprache, Dialekt, Gestik und Mimik anwenden können:

Beispiel

Nachdem ich vor 15 Jahren unser Haus gebaut hatte, habe ich den 31. Oktober jeden Jahres völlig unterschätzt. Nicht den Reformationstag, sondern Halloween! Jedes Jahr kamen schlecht geschminkte Kinder und bettelten um Süßigkeiten. Süßes oder Saures! Wer sich das wohl ausgedacht hatte. Im ersten Jahr habe ich den Kindern Schaumküsse mit Schokoglasur in die Tüte geworfen. Den meisten Ärger dafür bekam ich von meiner Frau. Vier Jahre später, meine Frau war zum Spätdienst und mein Sohn lief schlecht geschminkt durch die Stadt, war meine Zeit gekommen. Die kleinen wollen sich gruseln? Konnten sie haben! Ich machte überall das Licht aus, lehnte die Haustür nur an und band Angelsehne um den Türknopf. In den Flur stellte ich eine große Kerze, zündete sie an und setzte mich mit der Angelsehne in der Hand auf einen Stuhl hinter die Kerze. Die Süßigkeiten waren vorbereitet, ich trug eine dunkle Hose und eine schwarze Fleecejacke. Sonst war ich nicht verkleidet. Ich wartete geduldig, bis zwei Gespenster vor der Tür standen. „Klingel mal." „Hab' ich schon, da ist keiner." „Doch, da ist Licht." In diesem Augenblick zog ich an der Angelschnur, die Tür öffnete sich wie von Geisterhand und ich sagte mit russischem Akzent sehr freundlich und sehr diabolisch: „Herzlich willkommen! Schön, dass ihr da seid!" Ungläubige Gesichter starten mich an. „Süßes oder Saures", kam es schüchtern aus dem 10-jährigen Gespenst vor mir. „Ich habe alles vorbereitet, Ihr müsst nur hereinkommen. Keine Angst, die anderen Kinder sind auch schon da!" Es war das schönste Halloween meines Lebens! Später hatte mein Sohn eine gute Idee. Er saß in der Stube, und wenn wieder Kinder in der Tür standen, jammerte er leise: „Hiiillfeee, holt mich hier raaauuus!!" Wir hatten den Spaß unseres Lebens. Halloween war ein Fest geworden. Anstatt uns zu ärgern, freuten wir uns schon darauf. Die Bereitschaft, die Sache spielerisch anzugehen, war der Schlüssel dazu.

Mal reicht ein Dialekt, ungewöhnliche Mimik oder eine komische Gangart: So üben Sie die spielerische Haltung in Alltagssituationen. Sie können auch ganz einfach in Ihrer Freizeit mehr spielen. „Memory", „Mensch ärgere Dich nicht" oder Kartenspiele. Verbringen Sie den Abend nicht vor dem Fernseher, sondern mit Gesellschaftsspielen! Viel Spaß!

Humorgewohnheit 3: Lachen Sie öfter und herzhafter!

Bezugnehmend auf die erste Humorgewohnheit „Umgeben Sie sich mit Humor" liegt hier das Augenmerk darauf, bewusst öfter und herzhafter zu lachen. Es ist ein großer Unterschied, ob Sie gemeinsam mit Freunden einen lustigen Film anschauen oder alleine. Der Besuch einer Vorstellung des Comedian Bülent Ceylan in Hamburg hatte bei mir zur Folge, dass ich drei Tage lang eine Zumutung für meine Umwelt war. Ich sprach jeden mit Mannheimer Dialekt an und schüttelte meine Haare nach hinten (bei einer Zwei-Millimeter-Kurzhaarfrisur). Eine weitere Möglichkeit, öfter und herzhafter zu lachen, ist der Besuch beim Lachyoga. Sie können sich auch bewusst dafür entscheiden, Witze und lustige Geschichten zu sammeln und zu erzählen. So trainieren Sie Ihre Kommunikationsfähigkeit, und Sie können üben, in schwierigen Situationen humorvolle Bemerkungen zu machen. Hier ist es besonders wichtig, mit Menschen zu üben, die Sie gut kennen. Sie können erfahren, welche körperlichen und emotionalen Veränderungen Lachen bei Ihnen hervorruft. Probieren Sie aktiv eine Lachübung aus (McGhee 1996).

Jetzt sind Sie dran!
Lachübung:

- Schließen Sie bitte Ihre Augen und halten Sie sie geschlossen.
- Ziehen Sie Ihre Mundwinkel nun langsam immer weiter nach oben, bis ein breites Lächeln zu sehen ist.
- Kehren Sie nun wieder zu Ihrem normalen Gesichtsausdruck zurück.
- Und jetzt wieder zu Ihrem Lächeln.
- Wechseln Sie zwischen beiden Gesichtsausdrücken hin und her. Beobachten Sie, ob sich Ihr Befinden ändert.
- Jetzt ballen Sie die Fäuste und beißen die Zähne zusammen.
- Beobachten Sie, wie sich das anfühlt.
- Halten Sie die Position und atmen Sie rasch und oberflächlich ein und aus.
- Beobachten Sie wieder, wie sich das anfühlt.
- Kehren Sie wieder zum Lächeln zurück.
- Halten Sie den Ausdruck, bis Sie lachen müssen!

Humorgewohnheit 4: Finden Sie Ihren eigenen Sprachwitz!

Das Spiel mit der Sprache war eines der ersten, das wir erlernten, als wir klein waren. Als wir für uns die Sprache entdeckten, war es selbstverständlich, die Worte zu verdrehen, zu reimen und neue Wörter zu erfinden. Wortspielerei ist eine leicht zu übende Gewohnheit. Merken Sie sich witzige Bemerkungen und entdecken Sie Sprachwitz, bevor Sie sich mit den eigentlichen Witzen beschäftigen:

- „Zuerst schließen wir die Augen, dann sehen wir weiter."
- „Mancher fasst sich an den Kopf und greift ins Leere."
- „Wer glaubt, dass Zitronenfalter Zitronen falten, der glaubt auch, dass Projektleiter Projekte leiten" (Oder Stationsleitungen Stationen leiten!).
- „Meine Rückhand beim Tennis ist wie aus dem Lehrbuch im Kapitel Sportverletzungen."

Der deutsche Poetry-Slammer Lars Ruppel hat das Seminarkonzept „Weckworte" entwickelt, um Menschen mit einer demenziellen Veränderung mit Hilfe der Poesie wieder Lebensfreude zu vermitteln. Auf der Homepage www.larsruppel.de schreibt er über das Seminar: Viele Pflegekräfte und Schüler haben in ihrer Schulzeit selbst nur wenige Gedichte kennenlernen dürfen oder im

Unterricht die Lust an Lyrik und Poesie verloren. Zwischen ihnen und der älteren Generation entsteht somit eine kulturelle Differenz. Die Poesie kann in der Arbeit mit Menschen mit Demenz oder geistiger Behinderung ein wichtiges Kommunikationsmittel sein. Das „Weckworte"-Seminar setzt sich besonders dafür ein, den Betroffenen einen Zugang zu möglichst vielen verschiedenen Gedichten zu bieten. Der kulturelle Anspruch der Pflege soll sein, Menschen im hohen Alter stets neue, ihnen unbekannte Gedichte zu zeigen und so kreative Impulse im leider oft zu reizlosen Alltag zu bieten. In den zweistündigen Workshops für Pflegende und Patienten erlernen bis zu 20 Teilnehmer den Vortrag von klassischen Gedichten für Menschen mit Einschränkungen jedweder Art mit den „Weckworte"-Techniken. Im Vordergrund stehen das Begeistern für Sprache, spielerisches Erfahren der eigenen darstellerischen Möglichkeiten und der Abbau von Berührungs- und Vortragsängsten. Sowohl am Workshop als auch bei der Umsetzung kann jeder Mensch teilnehmen, unabhängig von Gesundheitszustand, Sprachkenntnis, Ausbildung oder Alter. Keine Krankheit kann durch den Vortrag von Gedichten geheilt werden. Bei der Pflege von Menschen mit Demenz oder geistiger Behinderung ist es jedoch das Ziel, den Betroffenen ein würdiges und gutes Leben zu ermöglichen. Dazu gehört auch die intellektuelle und emotionale Begegnung auf Augenhöhe (Ruppel 2012).

Humorgewohnheit 5: Suchen sie den Humor im Alltag!

Ein weiterer Ansatz, Humor gezielt als Strategie zur Stressbewältigung zu nutzen, besteht darin, die heitere Seite ihres Alltages zu entdecken. Lustige Sachen bleiben unbemerkt, weil Sie zu sehr auf Ihre Aufgaben konzentriert sind oder es einfach ungewohnt ist, das Augenmerk auf skurrile und komische Dinge zu richten (Abb. 3.4).

Beispiel

In unserer Klinik gibt es die Möglichkeit, über die Hausapotheke rezeptfreie Medikamente zu erwerben. Die Mitarbeiter können auf einem Formular die gewünschten Artikel eintragen, und am Ende des Monats holen sie in der Apotheke die fertig gepackte Tüte ab. Jeden Monat teilt die Apotheke über das Intranet mit, dass die Medikamente abgeholt werden können. Die Meldung lautet: Heute Personalverkauf! Eines Tages rief ich daraufhin in der Apotheke an: „Guten Tag, Sie haben heute ja eine tolle Aktion! Personalverkauf! Ich brauche für den Spätdienst noch einen Krankenpfleger, 30 Jahre, keine Allergien. Was kostet das?" „Tut mir leid, Sie können bei uns nur rezeptfreie Medikamente kaufen." Schade! Sie hatte den Spaß nicht verstanden. „Ach so, dann habe ich mich geirrt. Entschuldigung." Ich hatte trotzdem meinen Spaß!

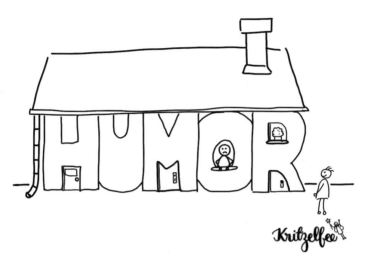

Abb. 3.4 Man muss Humor auch sehen können. (Zeichnerin: Martje Kleinhans. Mit freundl. Genehmigung von Matthias Prehm)

Sie sehen, das Lustige ist manchmal zum Greifen nah – Sie müssen nur zupacken!

Auf der Fahrt zu meinen Schwiegereltern fahren wir immer an einem Restaurant vorbei. Dort wird auf einem Schild darauf hingewiesen, was der Chefkoch empfiehlt (Abb. 3.5).

Auf der Rückfahrt gab es dort die Enten-Zitronentorte! Einmal hatten sie die Stint-Himbeertorte im Angebot. Wir waren dort nie essen, mehr aus Angst!

Meine Frau und ich machen gerne Fahrradausflüge. Einmal fuhren wir an einer Waldorfschule vorbei. Nebenan stand ein Wohnhaus mit einer Garage. Das Garagentor war zu, und wir sahen ein Schild (Abb. 3.6).

Rollatoren in Hamburg sehen so aus, wie in Abb. 3.7 gezeigt. Sie sehen, es kann Ihnen jeden Tag viel Humor begegnen. Halten Sie Augen und Ohren offen. Auch im privaten Bereich sind die Möglichkeiten unbegrenzt.

Beispiel

Meine Frau verdreht völlig unabsichtlich Sprichwörter: Gemeinsam schauen wir ein Fußballländerspiel. Mats Hummels köpft den Ball aus der Abwehr, und sie sagt, hochkonzentriert auf den Fernseher blickend: „Der steht da wie ein Baum in der Brandung." Eine bis heute unvergessene Szene.

Ähnliches spielte sich in der Küche ab: Ich komme in die Küche und sehe, wie meine Frau Kartoffelschalen in den Restmüll wirft. Ich schaue ihr übertrieben, überheblich lächelnd über die Schulter und sage: „Schatz, bei uns im Westen trennt man Müll." Sie schaut gar nicht hoch, macht weiter und sagt: „Müll kann man nicht trennen, Müll hat nur eine Silbe!"

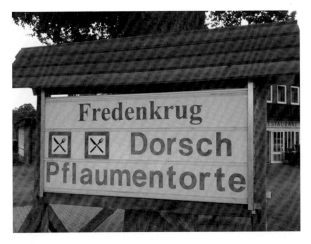

Abb. 3.5 Restaurant. (Mit freundl. Genehmigung von Matthias Prehm)

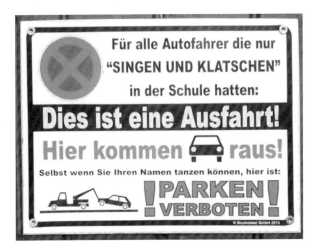

Abb. 3.6 Garagenschild. (Mit freundl. Genehmigung von Matthias Prehm)

Sie merken, die Möglichkeiten, Humor im Alltag integrieren, aber auch finden zu können, sind vielfältig. Gerade im Klinikalltag ergeben sich Situationen, die kein Drehbuchautor schreiben könnte.

Beispiel

Zwei ältere Damen gehen mit ihrem Rollator über den Flur. Als der einen Dame hörbar Blähungen entweichen, sagt die andere „Gesundheit!", beide gehen weiter und lachen.

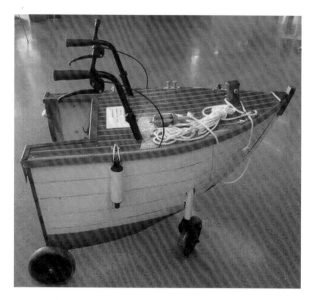

Abb. 3.7 Rollator. (Mit freundl. Genehmigung von Matthias Prehm)

Der bewusst achtsame Einsatz von Humor bietet Gelegenheit, das Schöne in diesem Beruf zu erleben.

Beispiel

Wir hatten einen Patienten aus Georgien aufgenommen. Er hatte sich seine Hände, Oberkörper und Gesicht verbrüht, als eine Heißwasserleitung auf einem Containerschiff geplatzt war. Er konnte perfekt russisch. Die Verständigung ging nur über Pantomime und Ja/Nein-Fragen. Er versuchte mir etwas zu erklären, was jedoch nur mäßig gelang, und endlich, ca. 30 Minuten später, war alles klar: Er wollte seine Familie anrufen. Ich hatte die Nummer herausbekommen, die Vorwahl aus Georgien besorgt und hielt ihm den Hörer ans Ohr. Er konnte alles klären und war dankbar. Vor allem merkte er, dass ich meinen Beruf sehr gerne ausübe und wir beide uns gut verstanden. Als nächstes stand Mobilisation auf dem Plan, und ich bedeutete ihm, sich doch bitte auf den Stuhl zu setzen. Er sah mich verständnislos an. Ein zweiter Versuch von mir; wieder nur ein hilfloser Blick. Da trat ich an sein Bett, nahm seinen Dauerkatheterbeutel in die Hand und ging langsam voran. Er blickte mir mit großen Augen hinterher, rief nur noch „Oh, oh, oh, oh!" und rutschte an die Bettkante, so schnell er konnte. Mit den Worten „Dawei! Dawei!" bin ich natürlich nicht schnell gelaufen! Wir haben so herzlich miteinander lachen können, dass es im weiteren Verlauf seines Aufenthaltes für uns beide immer eine Freude war, wenn wir uns trafen. Ohne seine Kenntnis, wie ich fachlich arbeite, war er froh, dass ich am nächsten Tag auch bei seinem Verbandwechsel dabei war. Sein Gefühl sagte ihm: Matthias macht seinen Job gerne, dann macht er ihn auch gut. Hier bin ich in guten Händen. Für mich war es eine tolle Möglichkeit, meinen persönlichen Akku aufzuladen. Hier konnte ich mir Kraft und Motivation für meine Arbeit holen.

Mit etwas Mut, der Bereitschaft, mit Assoziationen zu spielen, und mit Offenheit für Ihr Gegenüber schaffen Sie eine Atmosphäre der Leichtigkeit. Probieren Sie sich aus!

Jetzt sind Sie dran!
Entwickeln Sie Sympathie für die Ironie des Alltags.

- **Reduzieren Sie Ihre Erwartungen.**
  Sie haben etwas, über das Sie sich immer wieder ärgern? Keine Sorge, damit sind Sie nicht allein. Sie wollen ein Medikament aus dem Schrank holen, ziehen die Schublade heraus, haben die Packung in der Hand und…sie ist leer! Gefühlt haben Sie das schon 1000-mal erlebt, ich auch. Ich habe zunächst versucht, mit lustigen Sätzen am Schrank meine Kollegen zum Nachdenken anzuregen: Ist die Packung leer, kommt sie in den Mülleimeer! Die zweite Variante: Ist die Packung auf, kommt ein Kreuzchen drauf! Es half nicht viel, nach zwei Wochen hatte ich trotzdem wieder leere Packungen in der Hand. Die Lösung: Ich habe meine Erwartungshaltung verändert. Fortan erwartete ich eine leere Packung pro Schicht. Und wenn ich eine gefunden hatte, feierte ich sie. Die Tatsache blieb die gleiche, der Ärger darüber jedoch verflog!
  Das können auch Sie im Alltag einsetzen: Sie stehen im Supermarkt an der Kasse. Der ältere Herr vor Ihnen wühlt minutenlang in der Geldbörse und sagt zur Kassiererin: „Ich glaube, ich hab's passend." Da wissen Sie: Jetzt haben Sie etwas Zeit für sich!
- **Entwickeln Sie eine Neigung für ungewöhnliche Ideen.**
  Das Ziel ist es, eine humorvolle Perspektive einzunehmen und sich weniger zu ärgern. Ich komme von der Arbeit nach Hause, mein Sohn ist seit ca. einer Stunde daheim. Beim Öffnen der Haustür erblicke ich (wie gefühlt jeden Tag) seine Jacke, Schuhe, Schulranzen und die Hose auf dem Fußboden. Anstatt mich nun darüber zu ärgern, was in der Vergangenheit auch nicht geholfen hat, gehe ich in sein Zimmer (er liegt auf dem Bett spielt mit dem Handy) und sage wie zu einem dreijährigen: „Da bist du ja! Wie schön! Sollen wir Schnitzeljagd spielen? Ich hab´ dich gefunden!" Er ist sofort genervt von seinem „witzigen" Vater und sagt: „Chill mal dein Leben!" Ich fand es eine gelungene Art auf ein Ärgernis ungewöhnlich zu reagieren.

Humorgewohnheit 6: Nehmen Sie sich nicht so ernst – lachen Sie über sich selbst!

Der dritte wichtige Pfeiler der Humorfertigkeiten besteht darin, über sich selbst lachen zu können. Das hört sich zunächst einmal einfach an: Für viele Menschen fängt es da aber schon an, schwierig zu werden. Die Gründe können

Tab. 3.1 Die 5 Stufen des Humorprozesses (Hirsch 2001) und die Bedeutung für Ihren Alltag

Stufen des Humorprozesses	Bedeutung für den Alltag
Stufe 1: Gar nicht lachen können	Ein Mensch kann nicht lachen, da er seine derzeitige Situation als nicht lustig oder amüsant bewertet. Die Gründe können sein Gefühlszustand (z. B. Trauer, Zorn) oder seine Sozialisierung sein. Ebenso sind Erziehung, Glaube oder sein Werteverständnis ausschlaggebend.
Stufe 2: Über andere lachen können	Hier sind die Missgeschicke anderer Menschen Auslöser des Gelächters. Angelehnt an die Überlegenheitstheorie lacht ein Mensch in dieser Situation, da er froh ist, dass ihm dieser Fauxpas nicht passiert ist. Ein erster Schritt!
Stufe 3: Über sich lachen können	Jetzt hat der Mensch einen wichtigen Schritt in Richtung Persönlichkeitsentwicklung getan! Sie schaffen es, wenn Sie alleine sind, über Ihre eigenen Fehler zu lachen. Respekt!
Stufe 4: Andere dürfen über mich lachen	Auf dieser Stufe sind Sie kaum noch aufzuhalten, um den Gipfel der Humorprozesse zu erklimmen! Es ist für Sie in Ordnung, dass Ihnen der Deckel der Zuckerdose in den Kaffee fällt und die Kollegen amüsieren sich. Toll!
Stufe 5: Mit anderen über mich lachen	Sie haben es geschafft! Sie haben den Gipfel des Humorberges erklommen! Sie können gemeinsam mit anderen über Ihre Fehler lachen, und Sie merken: Geteiltes Leid, ist halbes Leid! Herzlichen Glückwunsch!

ganz unterschiedlich sein. In seinem Buch *Humor in der Psychotherapie alter Menschen* hat Prof. Dr. Dr. Hirsch fünf Stufen eines Humorprozesses definiert (2001). Angelehnt an sein Modell habe ich die Bedeutung für Ihren Alltag herausgearbeitet (Tab. 3.1). Diese Tabelle gibt Ihnen vielleicht eine Erklärung, warum einige Menschen Ihren Humor verstehen, andere wiederum nicht.

> **Beispiel – Scheitern im Alltag**
>
> Meine Familie und ich verbrachten Osterurlaub in einem Ferienpark an der Ostsee. Wir wollten gerade einchecken, da kam mein Sohn, damals 11 Jahre alt, aufgeregt zu mir: „Papa, Papa! Die haben hier einen Wasserski-Park, bitte, bitte lass uns Wasserski fahren!" Ich hatte sofort ein schlechtes Gefühl. Dabei wusste ich, dass ich Stärken bei einigen Sportarten besitze. Wasserski gehört definitiv nicht dazu. Entsprechend entmutigt stand ich am Schalter der Wasserski-Anlage: „Moin, zweimal Wasserski bitte." „Sie brauchen erstmal einen Neoprenanzug, welche Größe haben Sie denn?" „Keine Ahnung, für meinen Sohn vielleicht M und, wenn Sie haben, für mich vielleicht XXL." Wir gingen in die Umkleidekabine, zogen uns bis auf die Unterwäsche aus und zwängten uns in die Anzüge. Dass es eng wird, hatte ich ja geahnt. Ich kam beim ersten Bein nur bis zum Knie, beim zweiten ebenfalls. „Super", dachte ich, „Matthias, das ist ein Gummianzug, du musst ihn irgendwie über die Schultern kriegen, dich hinstellen und der Rest

rutsch dann schon hinterher!" Also rein in den Ärmel, beim Ellenbogen war Schluss; zweiter Arm, gleiches Spiel. Ich zog mit aller Kraft und emotional etwas aufgeladen an diesem Gummiärmel, rutschte ab und schlug mir selbst mit der Hand auf die Lippe. Es fing sofort zu bluten an. Da hockte ich nun, blutend, schwitzend, fast nackt und in einen Gummianzug eingeschnürt. In diesem Augenblick kam mein Sohn (fertig angezogen!) zu mir und fragte: „Papa, kommst du zurecht?" Ich nuschelte nur resigniert und mit blutender Lippe: „Hol' mal beine Mubber." Beide zerrten und zogen daraufhin an meinem Anzug. Leider kam ich nicht weiter. Da entdeckte meine Frau Katrin die Größenangabe. Bei meinem Sohn stand „M", bei mir „L". Das erklärte einiges! Katrin holte die richtige Größe, und mit vereinten Kräften hatte ich kurze Zeit später den Neoprenanzug an. Ich machte den Reißverschluss vorne zu, wunderte mich über das lange Band in meiner Hand und stopfte es oben am Hals hinein. Wieder am Schalter angekommen, kicherte die Frau dort etwas verlegen, als sie uns sah. „Was ist denn?", fragte ich unsicher. Sie versuchte es mir schonend beizubringen: „Also ihr Reißverschluss…naja, er gehört nach hinten. Sie haben den Anzug falsch herum angezogen!" Da denkt man, alle Peinlichkeiten schon einmal erlebt zu haben, aber es gibt immer noch eine Steigerung! Es sollte *noch* schlimmer kommen. Nach drei Versuchen und eine dreiviertel Stunde später standen wir am Schalter und erfuhren: „So, Sie können hier Wakeboard fahren, Wasserski oder Kneeboard." Mein Sohn raunte mir zu: „Papa, Wakeboard ist für Leute, die das schon können, Wasserski ist etwas für Leute mit Talent. Lass uns lieber Kneeboard fahren!" Kneeboard ist quasi ein halbes Surfbrett, auf das man sich kniet. Genau das richtige für meinen 11-jährigen Sohn, aber nicht für einen Mann von fast zwei Metern Größe! „Sie kriegen noch eine Schwimmweste!", erklärte die freundliche Dame hinterm Schalter. Klar, danke. Ich kann auch seit 35 Jahren nicht schwimmen. „Fängst du an, Papa?" Natürlich mein Sohn, wenn schon scheitern, dann richtig. Ich mache es kurz: Es wurde ein Desaster. Wasserski ist für mich eigentlich nur Schwimmen und Laufen. Du wirst mit einem mörderischen Ruck ins Wasser gezogen, unerbittlich zieht dich dieses Band durch den Teich und spuckt dich an der ersten Kurve wieder aus. Dann heißt es: Brett einsammeln, an Land schwimmen und wieder zum Start laufen. Es gibt zum Glück nur ein Beweisfoto von mir, dass ich es wirklich versucht habe. Bei dem Versuch ist es dann auch geblieben (Abb. 3.8). Es hat trotzdem Spaß gemacht, immer wieder an den Zuschauern vorbeizumarschieren, mit dem Board unter dem Arm lächelnd und winkend. Mein Sohn war hundert Mal besser als ich, und wir hatten einen tollen ersten Urlaubstag. Über das eigene Unvermögen zu lachen war sehr befreiend. Ich musste niemandem etwas beweisen. Wenn wir uns heute über Wasserski oder Neoprenanzüge unterhalten, denken wir gerne daran zurück. Was war an diesem Tag denn wichtig: Dass ich eine gute Figur auf dem Brett mache oder dass wir im Urlaub einen schönen Tag haben? Ich habe mich für den schönen Tag entschieden und würde es immer wieder tun.

Das Bewusstsein dafür, was für mich im Leben wirklich wichtig ist, hilft mir, eine gute Relation zur Gesamtsituation zu bekommen. Ich habe keine Freude daran, ständig zu scheitern. Wichtig ist auch, nicht Fehler um jeden Preis zu vermeiden. Aber Perfektionismus und Humor passen nicht zueinander. Bedeutsam ist, dass Sie sich Ihre Würde in diesen Momenten bewahren.

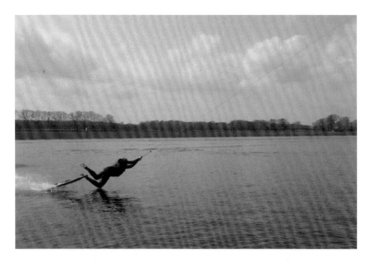

Abb. 3.8 Wasserski. (Mit freundl. Genehmigung von Matthias Prehm)

So behalten Sie Ihre Souveränität und strahlen ein sympathisches Selbstbewusstsein aus. Auch hier gilt wieder: Versuchen Sie das heitere Scheitern in Ihrem gewohnten und vertrauten Umfeld. Wenn Sie hier gute Erfahrungen gemacht haben, wagen Sie sich auf die große Bühne des Alltags. Nobody is perfect!

Humorgewohnheit 7: Den Humor im Stress finden!

Damit Sie in Zukunft in einer für Sie belastenden Situation gelassener reagieren können, gibt es verschiedene Ansätze, damit Sie diesen „Stress" als Herausforderung sehen. Es sind keine Stresssituationen, sondern Alltagssituationen! Welche Wirkmechanismen ermöglichen die Stressbewältigung mit Humor und Lachen?

Regulieren Sie Ihre Emotionen!

Humor und Lachen wirken zunächst einmal emotionsregulierend. Ist es Ihnen schon einmal passiert, dass sich im Laufe eines anstrengenden Tages Ihre Emotionen regelrecht aufgeschaukelt haben und Sie spüren konnten, wie Anspannung, Unruhe und Ärger mit jeder Stunde zugenommen haben? Wenn Sie dann keine Alternative haben, diese Anspannung zu vermindern, bekommen Sie das Gefühl, Sie würden gleich explodieren. Vielleicht geschieht das tatsächlich, und Sie schreien jemanden an oder hauen auf den Tisch.

Es kann sein, dass Sie sich dann für kurze Zeit besser fühlen, auf lange Sicht helfen solche Reaktionen aber natürlich nicht weiter.

Emotionsregulierung ist lernbar. Machen Sie sich zuerst Ihrer Anfälligkeitsfaktoren bewusst. Was bringt Sie so richtig auf die Palme? Was muss passieren, damit Sie von null auf hundert hochgehen? Überlegen Sie nun, was genau der Auslöser ist. Wird ein „wunder Punkt" bei Ihnen getroffen? Widerstrebt das Verhalten Ihrer Erziehung und Auffassung? Welche Möglichkeiten sehen Sie noch, außer mit einer rhetorischen Dampfwalze Ihr Gegenüber platt zu machen? Fragen über Fragen. Die Antworten darauf können Sie sich nur selbst geben. Sie können Ihre Mitmenschen meist nicht ändern. Sie sind jedoch der einzige Mensch, der an **Ihrem** Verhalten etwas ändern kann. Damit Sie in diesen Situationen handlungsfähig bleiben, können Sie das Emotionssurfing üben (Abb. 3.9).

Es gibt verschiedene Wege, mit starken Emotionen umzugehen. In Abb. 3.9 gehen wir davon aus, dass starke Emotionen Sie packen wie eine Welle. Diese Welle türmt sich auf dem Meer auf, überwirft sich mit Ihnen und spuckt Sie am Strand wieder aus. Sie haben zwei Möglichkeiten: Entweder wirbeln Sie durch die Welle und wissen zeitweise nicht, wo oben und unten ist. Ihnen bleibt sogar die Luft weg. Sie sind in Ihrer Handlungsfähigkeit stark eingeschränkt oder sogar handlungsunfähig. Somit tauchen Sie in die Emotion ein und lassen sich von der Welle mitreißen (Tab. 3.2). Oder Sie steigen innerlich auf das Surfbrett und reiten die Welle. So tauchen Sie nicht in die Wut, den Ärger oder den Frust ein, sondern Sie bleiben handlungsfähig. Bewerten Sie bewusst Situationen und beginnen Sie frühzeitig mit dem Emotionssurfing.

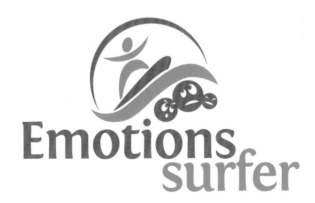

Abb. 3.9 Emotionssurfer. (Mit freundl. Genehmigung von Matthias Prehm)

Tab. 3.2 Übung zum Emotionssurfing

1. Treten Sie innerlich aus der Situation einen Schritt zurück	Was passiert hier gerade? Warum habe ich jetzt diese Emotionen?
2. Benennen Sie die Emotion	Sprechen Sie in der Ich-Perspektive: z B.: „Ich ärgere mich über dein Verhalten." „Ich empfinde Ihre Äußerung als kränkend."
3. Wie stark ist die Emotion?	Benennen Sie einen Wert zwischen 0 und 10
4. Beobachten Sie Ihre Körperreaktion	Wie ist Ihre Atmung? Welche Körperhaltung nehmen Sie ein? Wie verändert sich Ihre Stimme?
5. Beobachten Sie Ihre Gedanken	Wollen Sie sich verteidigen? Möchten Sie sich rechtfertigen? Denken Sie an die Lösung des Problems?
6. Beobachten Sie Ihren Handlungswunsch	Was würden Sie jetzt gerne tun?
7. Gönnen Sie sich Zeit	Atmen Sie tief durch! Trinken Sie etwas! Zählen Sie innerlich bis 10! Seien Sie sich bewusst, sie *haben* eine Emotion, sie *sind* nicht die Emotion
Fangen Sie ggf. wieder bei Punkt 1 an.	

Viele Teilnehmer im Seminar berichten, dass es ihnen hilft, sich Zeit zu verschaffen. Manche summen ihr Lieblingslied, andere lenken sich durch eine andere Tätigkeit ab. Wiederum andere verlassen den Raum (wenn es die Situation zulässt), setzen Prioritäten und werden bewusst sachlich.

Beispiel

Eine Teilnehmerin berichtete, wie sie als Stationsleitung damit umgeht, wenn sie morgens zum Dienst kommt und erfährt, dass heute wieder zwei Kollegen krank geworden sind: „Nach der Übergabe schnappe ich mir einen Kaffee, gehe vor die Tür, rauche eine Zigarette und überlege mir in Ruhe, wie wir gemeinsam den Tag wuppen!"
Wichtig sind hier zwei Aspekte:

- in Ruhe eine Lösung finden und
- gemeinsam den Anforderungen des Tages zu begegnen.

Mein persönliches Rezept, damit ich mich weniger ärgere: Ich mache mir zwei Punkte bewusst:

- Ist diese Situation in zehn Minuten noch wichtig für mich?
- Wenn ich mich über etwas aufrege, dann nur zwei Minuten.

Der erste Dampf wurde abgelassen, Standpunkte wurden klargemacht, Meinungen ausgetauscht, und dann kommt die Erkenntnis: Es ist, wie es ist. Du bist hier nicht bei „Wünsch Dir was", sondern bei „So ist es"!

Entspannen Sie

Die persönliche Anspannung zu reduzieren, kann gelingen, wenn Sie über die Ursache sprechen und eine bessere Umgangsweise damit erarbeiten. Verbalisieren Sie Ihre Gefühle zeitnah in der Situation. So vermeiden Sie, dass sich Wut und Ärger anstauen und dass sprichwörtlich „aus einer Mücke ein Elefant" wird.

Beispiel

Während meiner Ausbildung trat eine Kollegin mit dem Wunsch an die Stationsleitung heran, am Wochenende keinen Nachtdienst machen zu müssen, da ihre Kinder zwei und vier Jahre alt sind. Sie könne tagsüber nicht schlafen. Die Stationsleitung erwiderte lapidar, das sei ihr Problem, und ihr Mann könne ja mit den Kindern in den Tierpark gehen. Der Konflikt blieb, die Fronten verhärteten sich, und nach einem Jahr wechselte die Kollegin die Station – kleines Anliegen, große Wirkung.

Ein weiterer Aspekt, der bei mir sehr schnell dazu führt, deutlich entspannter zu sein: Ich erinnere mich daran, wann es mir gelungen ist, eine Situation zu meistern. Ganz nach dem Motto: Wenn dir das Wasser bis zum Hals steht, bloß nicht den Kopf hängen lassen! Überlegen Sie sich Ihre persönlichen Sternstunden! Wann ist es Ihnen gelungen, aus einer angespannten oder schwierigen Situation gestärkt hervorzugehen? Denken Sie an Ihren letzten Dienst in Unterbesetzung, den Sie mit Bravour und tollen Kollegen gut überstanden haben. Oder führen Sie sich vor Augen, wie Sie einen eigensinnigen Patienten motivieren konnten, seine Medikamente zu nehmen, und er später sogar noch bei der Mobilisation mitgeholfen hat. Das sind vielleicht nur Kleinigkeiten, aber genau das sind die Momente, auf die Sie stolz sein können!

Beispiel

Ich durfte einen Vortrag in Dortmund halten und reiste am Tag zuvor an. Die Verbindung mit der Deutschen Bahn sah zweimal umsteigen vor. Das erste Mal klappte prima, der zweite Anschlusszug hatte Verspätung. Um es dennoch zu schaffen, renne ich von einem Bahnsteig zum nächsten. Dort steht mein ICE nach Dortmund, und ich denke: „Puh, noch mal Glück gehabt!". Ich drücke den grünen Knopf an der Tür des ICE und in diesem Augenblick fährt der Zug los, mit meinem Daumen noch an der Tür! Eine Weile renne ich noch mit und pfeife währenddessen, damit der Zug anhält. Der Anblick war bestimmt sehenswert. Fünf Minuten später stand ich im Deutsche Bahn Reisecenter und schilderte wort- und gestenreich mein Erlebnis. Die freundliche Mitarbeiterin der Deutschen Bahn hörte geduldig zu, und als die Stelle mit meinem Daumen an der Tür kam, lachte sie so mitreißend los, dass ich spontan mitlachen musste. Die Anspannung verflog, ich stellte mir die Situation bildlich vor, und wir lachten gemeinsam.

Ein weiterer Punkt, der Spannungen lösen kann: Stellen Sie sich die Frage nach der Konsequenz. Zug verpasst? Und jetzt? Eine Stunde später fährt der nächste. Und dann? Dann komme ich eine Stunde später in Dortmund an. Und dann? Dann bin ich nicht um halb acht im Hotel, sondern um halb neun. Und dann? Ja nix und dann! Schon relativiert sich die ganze Situation. Ich werde in Dortmund verspätet ankommen, aber dafür gesund und munter.

Humor und Lachen führen eine unmittelbare Spannungsreduktion herbei. Sie können sehr schwer an Ihrem Ärger oder Ihrer Anspannung festhalten, wenn Sie lachen. Die Energie, die Sie durch Ärger, Anspannung und allgemeinen Stress verlieren, können Ihnen durch Humor und Lachen ersetzt werden. Mit mehr Kraft und Energie erreichen Sie wieder mehr Zufriedenheit und fühlen sich weniger erschöpft.

Beispiel

Ich fuhr zu einem Seminar nach Bremen. Mein Navi zeigte mir eine Fahrzeit von 90 Minuten an. Meine Zeitplanung sah folgendermaßen aus: Seminarbeginn 9 Uhr, 8 Uhr vor Ort sein, das heißt um 6 Uhr losfahren, sicher ist sicher. Die Fahrt verlief reibungslos, bis sechs Kilometer vor der Abfahrt Bremen-Sebaldsbrück: Vollsperrung nach einem Unfall mit zwei LKW! Es war ein „Aussteigen-auf-der-Autobahn-Stau". Nach dreißig Minuten rief ich im Klinikum Bremen-Ost an, erklärte meine Situation und versprach, mich wieder zu melden. Langsam kam die Gewissheit, dass ich es nicht bis 9 Uhr ins Klinikum schaffen würde. Unruhe kroch in mir hoch. Na super, erst zu spät, und dann auch noch schlecht gelaunt das Seminar beginnen! Also sagte ich mir: „Matthias, du kannst nichts dafür, du hast allen Bescheid gegeben." Ich hörte die *Best of Bob Marley*-CD und genoss die ersten Frühlingsstrahlen. Dann kam ein wertvoller Gedanke: Zum Glück ist der Rettungshubschrauber, der gerade gelandet ist, nicht für mich. Nach mittlerweile drei Stunden im Auto ging es langsam weiter. Am rechten Fahrbahnrand stand ein weiterer Wagen mit hochgeklappter Motorhaube, und es dampfte und qualmte aus dem Motorraum. Ich dachte nochmals: Glücklicherweise bin ich wohlauf. Es könnte noch viel schlimmer kommen. Nach drei Stunden im Auto und hoffnungslos zu spät redete ich von Glück! Ich kam um 10.00 Uhr in den Seminarraum. Die Teilnehmer warteten geduldig, nur der Kaffee war alle. Es wurde ein wunderbarer Tag, und ich weiß seitdem: Stau kann ich!

Durch Lachen kommen Sie in eine optimistische Stimmung

Humor und Lachen können Ihnen helfen, in positiver, optimistischer Stimmung zu bleiben und dadurch besser mit Belastungen umzugehen. Wenn Sie längere Zeit unter Stress stehen, leidet Ihre gute Stimmung. Das wiederum verstärkt das Stressempfinden und raubt Ihnen die Motivation, gegen diese Belastung aktiv zu werden. Dadurch häufen sich Gefühle der Sinnlosigkeit und Ausweglosigkeit. Eine „Negativ-Spirale" dreht sich, und Sie taumeln mit. Wenn Ihre Stimmung dagegen heiter und optimistisch ist, sieht die Sache schon ganz anders aus. Es besteht die Chance, die Probleme wieder mit Optimismus anzupacken.

Ich finde es hier wichtig, zwischen zwei Dingen zu unterscheiden: Wenn ich über eine Situation lachen kann, muss ich sie nicht automatisch gut finden. Trotzdem kann mir Humor helfen, aus einem „Reagieren" in ein „Agieren" zu kommen. Sie finden hierzu in diesem Buch sehr viele Beispiele. Es steht zwar nicht genau oben auf meiner Wunschliste, morgens mit zwei statt vier Kollegen den Dienst zu beginnen, dennoch habe ich die Möglichkeit, mit meiner optimistischen Stimmung wieder Prioritäten zu setzen und den Tag aktiv zu gestalten.

Ablenken von Sorgen

Humor und Lachen sind gute Werkzeuge, um eine Weile von Ihren Sorgen abzulenken. Humor ist eine Art spielerische Haltung und kann helfen, die Probleme zumindest eine Weile zu vergessen. Gerade Patienten wollen nicht 24 Stunden nur als Patient gesehen werden. Natürlich sind sie nicht zum Vergnügen im Krankenhaus, und der Grund der Aufnahme soll behandelt werden. Dennoch sind diese Menschen mehr als nur Patienten. Sie möchten sich nicht ausschließlich mit Diagnose, Prognose, Therapie, Mahlzeiten, Medikamenten und dem Messen von Vitalzeichen beschäftigen. Sie haben weiterhin Interesse an ihrem Lieblingsverein, wollen wissen, was für ein Wetter draußen ist und auf welchem Programm eigentlich der Krimi heute Abend kommt. Wenn Sie die Patienten nach ihrem Beruf fragen oder wer die Personen auf dem Nachtschrankfoto sind, kommt schnell ein Gespräch zustande, und das Krankenhaus rückt in weite Ferne. Sie können mit dem Thema immer wieder einsteigen, denn Sie haben einen Gesprächsanker gesetzt. Durch diesen Anker entdecken Sie vielleicht ein Leuchten in den Augen der Menschen, und ein Lächeln huscht über das Gesicht. Humor muss nicht immer laut sein.

Ändern Sie die Perspektive

Gelegenheiten, sich über etwas zu ärgern, gibt es genügend. Mit einer humorvollen Haltung können Sie innerlich einen Schritt zurücktreten und einen anderen Blickwinkel einnehmen. Das hilft, Alltagssorgen als das zu betrachten, was sie wirklich sind, nämlich Schwierigkeiten, die bewältigt werden müssen, aber keine Katastrophen. Ich persönlich habe in meinem Sprachgebrauch das Wort „Stress" durch „Alltag" ersetzt. Die vielen Beispiele in diesem Buch haben etwas gemeinsam: im ersten Augenblick belastend, störend und immer zusätzlich. Auf den zweiten Blick jedoch nicht zu ändern! Das einzige, was Sie ändern können, ist Ihre Perspektive. Dann bleiben Sie handlungsfähig, sachlich, zielorientiert und humorvoll.

Zum Abschluss noch ein kleiner Tipp, wie Sie es schaffen können, mit Ihren persönlichen, hauseigenen „Stresstrainern" umzugehen. Ich persönlich kenne diese Strategie seit 2012 und habe die einzelnen Gewohnheiten für mich stetig verfeinert. Ich bin seitdem deutlich gelassener und resistenter bei beruflichen oder privaten „Anforderungen". Vielleicht habe ich auch einen kleinen Vorteil: Ich habe einen eigenen Stresstrainer bei mir zu Hause wohnen. Er ist 16… und schaut jeden Tag mal nach, wo Vatis innere Mitte so ist. Eigentlich heißt er Hannes und ist ein feiner Junge, und ich liebe ihn. Manchmal, wenn er sich benimmt wie ein kleines Pubertier, hat er einen anderen Namen. Dann nenne ich ihn Kevin-Justin-Enrico. Liebe Kevins, Justins und Enricos: Es ist nichts Persönliches mit diesem Namen! Mein Sohn kannte einen Jungen mit diesem Namen, und er erfüllte alle denkbaren Klischees. Wenn ich eine Tochter hätte, würde ich sie Cheyenne-Ashley-Tiffanie nennen. Falls Sie jetzt so heißen, können Sie gleich mal Humorgewohnheit Nummer sechs üben: Sich selber nicht so ernst nehmen! Wunderbare Sätze meines Sohnes sind: „Chill ma'!", auch gerne mit der Erweiterung „Chill ma' dein Leben!" und der Klassiker: „Komm mal runter vom Berg des Zorns!" Durch die neue Namensgebung rutsche ich automatisch in eine andere Rolle. Dadurch gelingt es mir deutlich leichter und schneller, eine andere Perspektive einzunehmen. Ich habe hier bewusst die Rolle von „Ich bin dein Erziehungsberechtigter" in „Ich bin ein schlichter, einfacher Typ, der dir trotzdem was zu sagen hat" gewechselt. Toller Nebeneffekt: Ich ärgere mich deutlich weniger, und wir haben mehr Spaß zu Hause. Probieren Sie es aus!

3.2   Bleiben Sie handlungsfähig

Humorvolle Menschen werden häufig als schlagfertig wahrgenommen. Woran liegt das? Ist es Glück, dass sie in einer brenzligen Situation souverän bleiben? Hilft der Zufall, dass selbst Angriffe unter der Gürtellinie wieder auf den Angreifer zurückkommen und ihn im Regen stehen lassen? Zweimal nein. Wie alle anderen Sozialkompetenzen, so ist auch die Schlagfertigkeit erlernbar. Es gibt Kommunikationstechniken, die es Ihnen ermöglichen, Ihre Selbstsicherheit zu bewahren, weiter zu argumentieren und humorvoll zu reagieren. Schlagfertigkeit bedeutet nicht, dass Sie mit tollen Sprüchen um sich werfen, aus jedem Gespräch als Gewinner hervorgehen und Ihren Gesprächspartner möglichst schnell mundtot machen. Sicherlich gibt es solche Techniken. Allerdings ist dann das Gespräch beendet und das Verhältnis zerrüttet. Dies wird in der Literatur als „Kampfdialektik" bezeichnet (Thiele 2007).

Besonders in der Arbeitswelt ist es wichtig, Diskussionen wieder in produktive Bahnen zu lenken und Dialoge aufrechtzuerhalten. Daher geht es im

Folgenden um das Kennenlernen und Anwenden von Techniken, die Ihnen dabei helfen, auch weiterhin mit Ihren Kollegen auf Augenhöhe und in einer sachlichen Atmosphäre zusammenarbeiten zu können. Zudem gilt es, Ihrem Gegenüber Grenzen aufzuzeigen, die er, bewusst oder unbewusst, überschritten hat. Damit Sie handlungsfähig bleiben, brauchen Sie nicht aggressiv oder streitsüchtig werden, Sie geben das sprachliche Niveau vor. Falls Ihnen jemand eine berechtigte Kritik in einem angemessenen Ton entgegenbringt, zeigen Sie Größe und gestehen sich diesen Fehler ein. Ist die Kritik richtig, Sie empfinden den Tonfall jedoch nicht angemessen, sagen Sie es: „Inhaltlich hast du Recht, deinen Tonfall empfinde ich unpassend." Beim Erlernen der Schlagfertigkeitstechniken verhält es sich genauso wie beim Humor. Angenommen, Sie können nicht Fahrradfahren und kaufen sich erst einmal ein Buch über das Rad. Anschließend wissen Sie, wie die Gangschaltung funktioniert, wie man einen Reifen wechselt und die Glühbirnen austauscht. Sie sind aber noch keinen Meter gefahren! Verglichen mit Humor, Stressbewältigung, Schlagfertigkeit und Resilienz möchte ich aufzeigen, dass Sie diese Techniken wirklich nur erlernen, wenn Sie sie mit Ihren Mitmenschen üben. Dazu brauchen Sie eine Portion Mut, Selbstsicherheit und Souveränität.

Beispiel

Kennen Sie die folgende Situation? Sie ziehen sich nach der Arbeit um. In diesem Moment kommt eine Kollegin um die Ecke und äußert sich abwertend über Ihr Aussehen, womit Sie nie gerechnet haben: „Sag mal, deine Schuhe sehen ja billig aus, wo hast du die denn her?" Zack – da waren sie wieder, Ihre drei Probleme: keine Antwort, keine gute Idee und ein verstörter Blick. Anschließend sind Sie auf dem Heimweg und haben auf einmal einen tollen Einfall, wie Sie gerne reagiert hätten: „Tja, auf billig stehe ich halt!" (Abb. 3.10) Und was passiert noch? Sie denken: „Nächstes Mal sage ich, die Schuhe sind genauso hässlich wie du!" Und was passiert nächstes Mal? Nichts! Wie lautet eine Redensart? „Hätte, hätte, Fahrradkette."

Die Fähigkeit, in solchen Situationen schlagfertig zu reagieren, beginnt mit Ihrer Einstellung: Ich möchte schlagfertig sein! Dass Ihnen im ersten Augenblick eine gekonnte Reaktion nicht einfällt, ist evolutionsbedingt erklärbar. Sie fühlten sich in der Situation mit Ihrer Kollegin angegriffen, und der erste Impuls war, sich zu verteidigen. Ähnlich erging es unseren Vorfahren vor 30.000 Jahren. Die bekamen sich zwar nicht wegen Schuhen in die Haare: Es ging im Alltag darum zu überleben, Nahrung zu beschaffen und die Höhle warmzuhalten. Wenn Sie abends nun am Lagerfeuer sitzen, Ihr Mammutsteak braten und die Art erhalten wollen, ist noch alles entspannt. Plötzlich steht ein Säbelzahntiger in der Höhle! (Abb. 3.11) Wer da gesagt hat: „Hey,

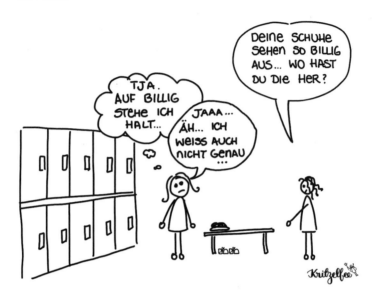

Abb. 3.10 Billige Schuhe. (Zeichnerin: Martje Kleinhans. Mit freundl. Genehmigung von Matthias Prehm)

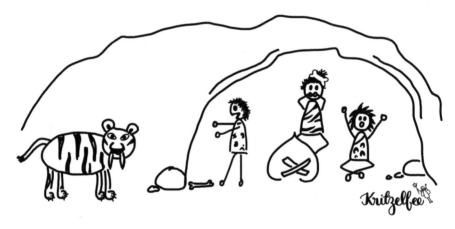

Abb. 3.11 Säbelzahntigerstress. Zeichnerin: Martje Kleinhans. Mit freundl. Genehmigung von Matthias Prehm)

komm' setz dich zu uns, hier ist noch ein Platz frei!", hat sich nicht mehr fortgepflanzt. Von diesen Menschen stammen wir nicht ab.

Überlebt haben diejenigen, deren Stresszentrum im Stammhirn gesagt hat: wegrennen oder angreifen! Jetzt könnten Sie sagen: Vor einem Tiger kann ich nicht wegrennen, der ist sowieso viel schneller. Stimmt, Sie brauchen allerdings nicht schneller sein als der Tiger, sondern nur schneller als der Letzte aus Ihrer Gruppe. Daher sind Reaktionen wie oben beschrieben völlig normal. Dieser

Ablauf wurde fest im Stammhirn gespeichert. Jemand greift Sie an? Verteidigung! Da wir heute physisch eher selten angegriffen werden, passiert es uns häufig, dass wir uns rechtfertigen. Schon sind wir in einem Kreislauf, aus dem wir nicht mehr so leicht herauskommen. Wir antworten auf Fragen, rechtfertigen uns, verzetteln uns in Kleinigkeiten und gehen als „Verlierer" aus dem Gespräch.

Sicherheit und Souveränität ausstrahlen

Ob Sie schlagfertig reagieren können, ist im Wesentlichen von Ihrer Lebenseinstellung abhängig. So ist Souveränität auch nicht einfach erlernbar wie eine neue Sprache. Sie resultiert eher aus dem Verständnis, das Sie von sich selbst und Ihrem Gegenüber haben. Schon sind wir bei dem Dilemma: Lippenbekenntnis trifft Realität! Sie sagen sich: Falls mich jemand verbal ungerecht angreift, wehre ich mich! Aber so richtig klappt das nicht. Wenn Ihr Selbstbild zum letztgenannten Beispiel lautet: „Da fällt mir nie etwas ein", oder: „Ich bin nicht schlagfertig", „Das kann ich nicht", fällt es natürlich sehr schwer, auch in Zukunft in vergleichbaren Situationen gekonnt zu reagieren. Arbeiten Sie zunächst an der Grundannahme über sich selbst. Es beginnt also mit Ihrer Einstellung: „Ich bin schlagfertig!" oder „Ich lasse mich nicht in die Opferrolle drängen." Ein weiterer wichtiger Punkt ist, ob Sie sich Ihrer eigenen Anfälligkeitsfaktoren bewusst sind. Nur wenn Sie einen wunden Punkt haben, können Sie auch verletzt werden.

> **Beispiel**
>
> Wenn mich mein eigenes Körpergewicht stört, trifft mich der Satz eines Tennispartners im letzten Jahr: „Sag mal, hast du eigentlich schon dein Tennisgewicht?" Pah! Tennisgewicht! Nie gehört! Was fällt dem denn ein? Ich hätte gerne gesagt: „Jetzt, wo ich 6:3, 6:2 gewonnen habe, brauche ich mein Tennisgewicht nicht zu wissen. Für dich reicht es immer!" Stattdessen sagte ich aber: „Ja, nee, weiß nicht so genau, war lange nicht mehr auf der Waage." Die Frage war sicherlich mehr als unglücklich formuliert (er ist sonst echt nett); der Grund, warum ich sprachlos war, ist schnell gefunden: Ich war selbst nicht zufrieden mit meiner Saisonvorbereitung und hatte einfach ein paar Pfunde zu viel auf den Hüften.

Wertvolle Fragen für Sie sind: Welche Tagesform habe ich? Was ist heute schon passiert, bevor ich zur Arbeit fahre? Wen erwarte ich heute auf Station? Hier können Sie im Vorfeld schon viel für sich tun. Hand aufs Herz: Wer von Ihnen schaut in den Dienstplan, mit wem er am nächsten Tag zusammenarbeitet? Denken Sie da manchmal: „Oh nein, Pia und Saskia, das hat mir noch gefehlt!" Sie gehen mit diesen Gedanken nach Hause, wenn sie Pech haben, schlafen Sie damit ein und wachen am nächsten Morgen mit „Pia und Saskia" wieder auf. Mit diesen Gedanken kommen Sie dann zum Dienst. Was Sie erwarten, wird gegebenenfalls eintreffen, und was Sie ausstrahlen, werden Sie wiederbekommen. Ich habe es mir abgewöhnt, in den Dienstplan zu schauen. Dafür gab es zwei gute Gründe:

- Es hat sich bis Dienstantritt noch zweimal geändert, mit wem ich Dienst habe.
- Ich kann es sowieso nicht ändern!

Neben der Tagesform ist auch Ihre eigene Grundstimmung entscheidend, ob sie eher gelassen reagieren oder sprachlos sind. Sind Sie frisch verliebt oder frisch getrennt? Müssen Sie oder dürfen Sie zur Arbeit kommen? Sie sind die einzige Person, die für Ihre eigenen Gefühle verantwortlich ist.

Körpersprache

Genauso wichtig wie die innere Einstellung ist Ihre Ausstrahlung durch Stimme und Körpersprache. Über beides vermitteln Sie Informationen und Gefühle. Ebenso verstärken Sie durch eine sichere Ausstrahlung Souveränität und Ihre persönliche Präsenz. Ihre Inhalte können Sie daher viel effektiver vermitteln, Sie kommunizieren erfolgreicher und sicherer. Damit die gewünschte Schlagfertigkeit auch bei Ihrem Gesprächspartner ankommt, sollte Ihre Körpersprache angemessen und passend sein. Sie kennen bestimmt die Redewendungen: „Das ist ein Mann wie ein Baum", „Er ist ein Fels in der Brandung". Oder jemand ist „vor Gram gebeugt". Ihnen kommt ein Arbeitskollege mit einem verzweifelten Gesichtsausdruck entgegen, und Sie sagen: „Du siehst ja aus wie sieben Tage Regenwetter. Was ist denn mir dir los?" Sie erkennen bereits an der Körperhaltung den Gemütszustand des anderen. Wir verkörpern buchstäblich unsere Gefühlswelt. Ebenso gemeint sind die Sätze „Dein Blick spricht Bände" und „In deinem Gesicht kann man lesen wie in einem offenen Buch." Die Körpersprache wird als erstes wahrgenommen (das Äußere ist das Erste, was man sieht!), und der erste Eindruck ist oft entscheidend. Unsere Augen reagieren 14-mal schneller als unsere Ohren, und die Wahrnehmung erfolgt zu 82% über die Augen. Daher ist es sehr wichtig, dass Sie Ihre Wahrnehmung auf Ihre körperlichen Signale richten.

Beispiel

Sie haben Ihren ersten Tag auf einer neuen Station, kommen zum Dienst und stellen sich bei den neuen Kollegen vor. Sie geben jedem die Hand und sagen Ihren Namen. Auch die letzte Kollegin sagt: „Schön, dass du da bist. Ich heiße Svenja." Sie merken aber, dass Svenja währenddessen in den Kaffeebecher schaut, die Augenbrauen hochzieht und den Blickkontakt vermeidet. Wie sehr freut sich Svenja wirklich? Die gute Mischung macht es: Jemanden mit verschränkten Armen und auf den Boden gerichteten Blick begrüßen oder am ersten Tag die Arme ausbreiten wie bei einer langjährigen Freundin? Genau wie beim Humor ist auch hier die richtige Dosierung wichtig.

Die Körpersprache bildet häufig das Fundament unserer Kommunikation. Selbst wenn wir telefonieren, beeinflusst unsere Körperhaltung das Gespräch. Sie kennen vielleicht den Kommunikationswissenschaftler Paul Watzlawick und seine Aussage: „Man kann nicht nicht kommunizieren, der Körper spricht immer" (Watzlawick 2015). Da Ihre Körperhaltung wesentlich Ihr Wirken beeinflusst, sollten Sie die Signale einer positiven Körpersprache kennen (Tab. 3.3).

Auf den ersten Blick mögen Sie denken: „Oh, so viel soll ich beachten?" Wenn Sie jedoch einige Punkte aus Tabelle ausprobieren, werden Sie feststellen, dass sich die Körperhaltung Ihrer Bewegung anpasst, ebenso werden Ihr Blickkontakt und Ihre Stimme positiv beeinflusst. Sie werden insgesamt einen ruhigen, selbstbewussten Eindruck machen. Eine schlagfertige Antwort wirkt nur mit der passenden Körpersprache.

Schlagfertigkeitstechniken

Ich erläutere Ihnen nun einige Schlagfertigkeitstechniken, ohne Anspruch auf Vollständigkeit. Bitte bedenken Sie, dass diese nur mit der passenden Körpersprache funktionieren.

Technik 1: Nicht sofort auf eine Frage antworten oder auf ein Reizthema reagieren

Das hört sich erst einmal komisch an, hilft aber. Entgegen meiner Erziehung: „Antworte, wenn du etwas gefragt wirst!" habe ich gute Erfahrungen damit gemacht, meinen Antwortreflex zu unterdrücken. Mir hilft dabei ein Bild, das ich mir in solchen Momenten vor Augen führe: Mein Gesprächspartner hält eine Angel in der Hand, und der Köder an seinem Haken ist das Reizthema, auf das ich normalerweise sofort anspringe. Es liegt nun an mir, den Köder zu schlucken und impulsiv zu reagieren oder mich bewusst dagegen zu entscheiden und innerlich zu sagen: „Ich beiße heute nicht an! Ich will nicht an deinem Haken hängen!"

Tab. 3.3 Wichtige Signale der Körpersprache

Positive Körpersprache	Negative Körpersprache
Ruhige, fließende Bewegungen	Hektische, ruckartige Bewegungen
Aufrechte Körperhaltung	Schiefes Stehen, gebeugtes Sitzen
Schulterbreiter Stand, Sie stehen frei, Sie stehen gerade, Sie stehen ruhig und sicher	Füße eng zusammen, breitbeiniger Stand, Fußspitzen zeigen nach innen, Beine überkreuzen sich, Hin- und Herpendeln
Arme leicht angewinkelt vor dem Körper, ruhige Bewegungen zwischen Brust und Gürtelbereich	Arme hängen unterhalb der Gürtellinie, Arme dauerhaft verschränken (abweisend), Hände verstecken, Hände im Gesicht oder am Hals (unsicher), Arme oberhalb vom Kopf (bedrohlich)
Kurzer, fester Händedruck	Schlaffer Händedruck (Fünf-Würstchen-aus-der-Dose-Händedruck)
Sie sitzen auf der ganzen Fläche des Stuhls	Nur auf dem Rand sitzen
Sie sitzen/stehen mit Ihrem Gesprächspartner auf Augenhöhe	Sie stehen – Ihr Gesprächspartner sitzt (dominant), Sie sitzen – Ihr Gesprächspartner steht (unterwürfig)
Sie blicken Ihrem Gesprächspartner in die Augen	Fehlender Blickkontakt (unsicher), Blick zum Boden (defensiv), Blickrichtung wechselt häufig (unkonzentriert), Sie starren zu lange in die Augen (aggressiv)
Bewusstes, langsames, tiefes Atmen	„Schnappen" nach Luft, kurzatmig
Ruhige, selbstbewusste Stimme	Zittrige, leise Stimme, unverständliche Sprache
Moduliertes Sprechtempo	Monotones Sprechen

Beispiel

Ich war in Dortmund auf dem DGF-Kongress und hatte gerade einen Vortrag gehalten. In der Pause stand ich mit anderen Teilnehmern an einem der zahlreichen Bistrotische. Plötzlich kam ein Mann auf mich zu: „Ah, Herr Prehm! Na? Immer noch so teuer?" Ich blickte ihn ungläubig an. Zum Glück hatte ich gerade ein Glas Wasser in der Hand und anstatt zu antworten, trank ich extra lange. Während der fünf Sekunden (trinken Sie einmal fünf Sekunden aus einem Glas!) überlegte ich mir: „Ich werde nicht an seinem Haken zappeln! Weder Angler noch Köder gefallen mir! Wer ist das? Was will der von mir? Ich werde jetzt nicht inhaltlich auf seine Frage eingehen! Übertreibe etwas!" Ich setzte das Glas ab, sah ihn an und sagte: „Wissen Sie, das ist jetzt dumm gelaufen. Es ist in diesem Augenblick **für Sie** noch teurer geworden! Wenn Sie aber Interesse an meinen Vorträgen oder Seminaren haben, können wir uns in der nächsten Pause gerne zusammensetzen." Er nahm den Flyer, bedankte sich, und ich habe ihn nie wiedergesehen. Bei mir blieb ein gutes Gefühl, meine Souveränität behalten zu haben. Hier habe ich die Techniken **„Nicht sofort** antworten" und „Übertreibung" (s. unten) miteinander verbunden. Wichtig ist hier, etwas Zeit zu gewinnen. Nutzen Sie die ersten Sekunden, um Ihren Ärger runterzuschlucken und sich Gedanken über die Antwort zu machen. Sie müssen nicht perfekt, originell und immer witzig reagieren. Wichtig ist, dass Sie überhaupt etwas sagen und nicht in die Rechtfertigungsfalle tappen.

Technik 2: Übertreibung

Das Prinzip dieser Technik beruht darauf, dass Sie einem Vorwurf nicht widersprechen, sondern mit einer maßlosen Übertreibung reagieren. Damit üben Sie nebenbei, über sich selbst zu lachen und sich nicht so ernst zu nehmen. Sie gehen nicht inhaltlich auf den Beitrag Ihres Gesprächspartners ein, sondern konstruieren gedanklich ein übertriebenes und unrealistisches Szenario.

Beispiel

„Du bist aber streng!" – „Warte ab, morgen wird es noch schlimmer!"
„Du bist ja nicht gerade schnell im Rechnen!" – „Ich kann mir die Zahlen zwischen 1 und 10 einfach nicht merken!"

Technik 3: Definitionsfrage

Sehr einfach und sehr effektiv, mit vielen Vorteilen:

- Mit dieser Technik haben Sie die Möglichkeit, Klarheit über die Aussage Ihres Gegenübers zu schaffen. Hat er es wirklich genauso gemeint, wie Sie es verstanden haben? Vielleicht liegt auch ein Verständnisproblem vor, und Sie können es leicht aus dem Weg räumen.
- Sie erreichen außerdem, dass der Vorwurf (wenn es denn einer war) erneut wiederholt wird. Eventuell traut sich Ihr Gesprächspartner nicht, den Satz nochmals zu sagen.
- Sie stellen die Frage, bringen Ihr Gegenüber in Bedrängnis, zwingen den anderen zum Reagieren und verschaffen sich etwas Zeit.

Beispiel

Sie sind Stationsleitung und sitzen in der monatlichen Konferenz mit der Pflegedienstleitung. Sie schildern den zurzeit hohen Krankenstand auf Ihrer Station, als Ihr Nachbar, ebenfalls Stationsleitung, höhnisch grinsend bemerkt: „Naja, jede Leitung verdient sich ihren eigenen Krankenstand." Bevor Sie aus der Haut fahren, kontern Sie mit Definitionsfragen:

- „Was genau meinst du damit?"
- „Was willst du damit sagen?"
- „Wie bitte?"
- „Was hast du gesagt?"
- „Wie genau definierst du ‚hohen Krankenstand'?"
- „Was verstehst du darunter?"

Technik 4: W-Fragen abwehren – Lösungen anbieten

Fragen, die mit „Warum", „Wieso" oder „Weshalb" beginnen, wecken in uns den Reflex, uns zu rechtfertigen.

Beispiel

Sie sind gerade mit einem Kollegen im Zimmer und mobilisieren einen Patienten wieder ins Bett. Da kommt Ihre Stationsleitung herein: „Warum ist das Bett in Zimmer zwei noch nicht bezogen?" Was fällt Ihnen nun als Antwort ein? „Weil ich erst das Essen ausgepackt habe, dann klingelte das Telefon, jetzt habe ich Peter geholfen, ich mach das Bett gleich." Eine gefühlte Niederlage mit dreimal Rechtfertigung. Oder Sie sagen: „Warum machst du es nicht, anstatt hier rumzustehen?" Eine Verbalattacke, wie sie im Buche steht. Was werden Sie mit dieser Aussage erreichen? Sie haben erstmal klargemacht, dass Sie die Frage und den Vorwurf nicht gut finden. Dann haben Sie zurückgeschlagen. Zunächst ein gefühlter Sieg. Doch war das sachlich und konstruktiv? Anstatt sich dreimal zu entschuldigen oder Ihrer Stationsleitung gegenüber frech zu reagieren, könnten Sie auf die Warum-Frage auch antworten: „Peter und ich machen es, wenn wir hier fertig sind." Zack – Sie haben sofort die Lösung angeboten. Oder Sie versuchen es mit einer Prise Humor: „Ich hab' nur zwei Hände! Hätte ich drei, wäre ich beim Zirkus!"

Sie erreichen mit dieser Schlagfertigkeitstechnik, dass sich der Blick von allen Beteiligten auf die Lösung richtet. Anschließend können Sie (in der Rolle der fragenden Stationsleitung) immer noch auf Ursachenforschung gehen.

Sie können sich auch Standardantworten für diese W-Fragen zurechtlegen:

- „Ich habe folgenden Kompromiss für Sie…"
- „Mein Vorschlag ist…"
- „Meine Idee ist…"

Falls Sie selbst in einer leitenden Position sind, überprüfen Sie Ihre eigene Fragetechnik. Richten Sie Ihre Fragen nach der Lösung oder nach dem Grund des Problems aus?

Beispiel

Falls Sie in der Notaufnahme arbeiten, kennen Sie bestimmt die Situation: Ein Patient kommt wutschnaubend aus dem Wartebereich zu Ihnen: „Warum muss ich hier seit drei Stunden warten, das darf doch echt nicht wahr sein!" Hier kann ich Ihnen raten, in zwei Schritten vorzugehen. Zuerst nehmen Sie die Gefühle des Gesprächspartners ernst und drücken Verständnis aus. Seien Sie empathisch, entschuldigen Sie sich: „Ich kann verstehen, dass Sie verärgert sind, heute kamen gleich zwei Notfälle nacheinander." Nun stellen Sie die Lösung in Aussicht: „Ich schaue mal, wie lange es noch dauert, und gebe Ihnen Bescheid." Andere Variante: „Wenn ich an Ihrer Stelle wäre, würde ich mich auch ärgern. Ich erkundige mich, wann Sie behandelt werden."

Menschen lassen sich am besten beruhigen, wenn sie Zuspruch bekommen und erfahren, warum etwas geschieht.

Beispiel

Ich saß im ICE, und er fuhr 30 km/h. Da dachte ich: „Bitte fahr' doch, ICE mit 30 – das gibt's doch nicht!" Jetzt kam die Durchsage vom Zugführer: „Meine Damen und Herren, die Signale sind ausgefallen, daher kann ich nur auf Sicht fahren." Jetzt wusste ich Bescheid. Es änderte zwar nichts an der Situation, aber durch die Information war ich im Bilde und beruhigt.

Technik 5: Mit einer W-Frage antworten
Ja, Sie lesen richtig. Eine weitere Variante, um die Situation wieder auf eine sachliche Ebene zu lenken, ist die direkte Frage, ob Ihr Gegenüber eine Lösung für das Problem hat.

Beispiel

Sie besprechen mit Ihren Kollegen den Urlaubsplan des kommenden Jahres. Es gibt, wie jedes Jahr, zu viele Überschneidungen. Drei Kollegen müssen Ihren Urlaub im Sommer in einen anderen Zeitraum verlegen, damit genug Personal auf Station ist. Jeder hat seine Gründe, warum ein Verschieben schwierig und nur zu dieser Zeit für sie Urlaub möglich ist. Alle Standpunkte werden dargelegt; Meinungen und Emotionen reichlich ausgetauscht. Leider sind sie der Lösung keinen Schritt nähergekommen, und sämtliche Lösungsvorschläge wurden abgewiegelt. In diesem Moment hilft es, die Beteiligten in die Pflicht zu nehmen und sie direkt nach einer Lösung zu fragen. Die Kollegen werden dazu gebracht, aus dem destruktiven Jammern und Kritisieren in einen konstruktiven Modus zu gelangen:

- „Wie sieht deine Lösung aus?"
- „Was schlägst du vor?"
- „Was müsste passieren, damit du mit dem Vorschlag einverstanden wärst?"

Sie fokussieren Ihre Kollegen wieder auf das Ziel und erreichen eine tragfähige Lösung, da die Vorschläge von den Beteiligten kommen.

Technik 6: Mit Humor Situationen entschärfen

Damit es Ihnen gelingen kann, in einer unerwarteten Situation oder bei einem Angriff humorvoll zu reagieren, ist die bereits beschriebene Souveränität sehr wichtig. Neben den Techniken ist es bedeutsam, ein gutes Gespür für die Situation zu bekommen. Die schon vielfach angesprochene Empathie und Achtsamkeit helfen Ihnen hier weiter. Sie benötigen außerdem eine Portion Mut und die richtige Einstellung. In der Regel arbeiten Sie hier mit dem Bruch der Erwartungen.

Beispiel

Bei der Gründerversammlung eines Bürgerwindparks, an der meine Eltern teilnahmen, wurde mein Vater unvermittelt von seinem Sitznachbarn (einem Bekannten aus dem Dorf) gefragt: „Sag' mal, Jürgen, wo hast du eigentlich das Geld für die Beteiligung her?" Meine Mutter konnte vor Wut gar nichts sagen, aber mein Vater antwortete ganz ungerührt: „Ich habe in meinem Garten so lange ein tiefes Loch gegraben, bis ich das Geld zusammen hatte. Dann habe ich aufgehört." Hut ab, dachte ich, als sie mir die Geschichte erzählten. Einfach mal eine verrückte Antwort geben und nicht inhaltlich darauf eingehen. Spielen Sie mit Assoziationen: Mein Vater hatte aus der Redewendung „nach Gold graben" einfach „nach Geld graben" gemacht und so seine Souveränität bewahrt.

Technik 6: Unerwartetes Zustimmen

Sie bekommen einen persönlichen Vorwurf: „Du kannst nicht einparken!" und reagieren einfach mit einem: „Stimmt" oder „Da hast Du recht." Sie geben dem Anderen damit zwar inhaltlich Recht, übernehmen aber nicht sein Wertesystem. Sie gehen nicht auf seinen Vorwurf ein und bewahren sich Ihre Souveränität. Dieses „unerwartete Zustimmen" kombiniere ich gerne mit der Technik „Übertreibung".

Beispiel

Als ich vom Frühdienst nach Hause kam, hatte meine Frau Besuch von ihrer Freundin Evelyn und deren neuem Lebenspartner Niklas (beide Namen geändert). Die Damen waren noch in der Küche, als ich zu Niklas sagte: „Was machst du denn beruflich?" „Ich bin Lehrer, und du?" „Ich bin Krankenpfleger, komme gerade vom Frühdienst." Nach einer kurzen Pause sagte er: „Krankenpfleger... das ist ein schöner Beruf... für Hauptschüler." Ich dachte, ich höre nicht richtig. Was bildet der sich ein! Ich hielt meine Kaffeetasse mit beiden Händen (sonst wäre sie mir aus der Hand gefallen) und nahm einen langen Schluck. Dann fand ich meine Sprache wieder: „Weißt du, das ist komisch. Bei mir geht auch es auch ohne Hauptschulabschluss, ich hab' noch nicht mal den!" Hier kamen quasi drei Techniken zusammen: 1. Nicht sofort antworten. Während des Trinkens dachte ich: „Vorsicht, Köder! Bloß nicht auf die Frage antworten. Der will gar nicht wissen, welche Schulabschlüsse du hast und was du in 15 Jahren auf der Intensivstation für Schwerbrandverletzte alles erlebt hast"; 2. unerwartetes Zustimmen; 3. Übertreibung. Niklas fragte: „Meinst du das ernst?" „Natürlich nicht, und ich hoffe, du auch nicht!" Da wurde ihm erst bewusst, was er da eigentlich gesagt hatte, und der Nachmittag wurde noch ganz nett.

Sie brauchen nicht bei jedem Konter ungemein witzig sein. Häufig reicht es schon, wenn Sie sich mit Ihrem Gegenüber auf ein freundliches Miteinander einigen. Lachen löst Spannungen und schafft Verbindungen. Wenn Sie mit jemandem bereits herzhaft gelacht haben, brauchen Sie meist auch keine bösen Seitenhiebe befürchten. Stellen Sie sicher, dass Sie bei den Humortechniken auf die richtige Dosis achten (sonst können Sie schnell zum Witzbold abgestempelt werden), und überlegen Sie, ob Ihr Gesprächspartner mit einem ernst gemeinten und sachlich richtigen Anliegen zu Ihnen kommt.

Jetzt sind Sie dran!

Sie wissen ja: Nur die Übung macht den Meister. Nehmen Sie sich die erwähnten Schlagfertigkeitstechniken zur Hand und versuchen Sie, auf die Aussagen in Tab. 3.4 eine Antwort zu finden. Ihre Reaktionen müssen nicht

Tab. 3.4 Übung zur Reaktion auf bestimmte Aussagen

Aussage	Wie reagieren Sie?
„Du bist aber langweilig."	
„Sie haben eine unleserliche Schrift."	
„Du sprichst so leise."	
„Kannst Du nicht mal duschen?"	
„Das habe ich Dir doch schon 100-mal erklärt."	
„In Eurer Ehe ist keine gute Kommunikation."	
„Du hast ganz schöne Augenringe."	
„Du hast Dich aber verändert."	
„Du bewegst Dich zu wenig."	
„Immer kommst Du zu spät."	
„Dein Dienstplan ist ungerecht."	
„Immer muss ich zu den schwierigen Patienten."	
„Nie bekomme ich meine Fortbildung."	
„Da musst Du bei der Pflegedienstleitung mal Druck machen."	
„Du lässt Dir vom Chefarzt alles gefallen."	
„Der Teamgeist auf Eurer Station stimmt vorne und hinten nicht."	
„Einparken will auch geübt sein."	
„Du bist ganz schön eingebildet."	
„Du hast eine große Nase."	

zwanghaft lustig sein. Versuchen Sie, im Alltag Diskussionen wieder in produktive Bahnen zu lenken, und stoppen Sie unfaire Angriffe.

- Formulieren Sie Ihre Gefühle aus der Ich-Perspektive: „Ich empfinde Ihre Aussage als unpassend."
- Benutzen Sie die Sätze: „So kommen wir nicht weiter, lassen Sie uns sachlich bleiben. Mein Vorschlag ist …"

Literatur

Zitierte Literatur

Elitepartner (2017) So liebt Deutschland file:///C:/Users/jso2561/Downloads/Elite-Partner-Studie%202017.pdf. Zugegriffen: 08.11.2017

Hirsch RD (2001) Humor in der Psychotherapie alter Menschen. In: Hirsch RD, Bruder J, Radebold H (Hrsg) Heiterkeit und Humor im Alter. Schriftreihe der Deutschen Gesellschaft für Gerontopsychiatrie und Psychotherapie, Kassel

McGhee P (1996) Health, Healing and the Amuse System. Humor as Survival Training. Kendall Hunt Publishing, Dubuque, IA

McGhee P, Falkenberg I, Wild B (2013) Humorfähigkeiten trainieren. Schattauer Verlag, Stuttgart

Lauer K, Silie P, Hi H (Hrsg) Klages K, Grosse D (Illustrator) (2003) Das Schlimmste für den Humor ist der Ernstfall. Klages Kalender Verlag, Weyarn

Ruppel L (2012) http://larsruppel.de/?page_id=3. Zugegriffen: 17.09.2017

Thiele A (2007) Argumentieren unter Stress. Deutscher Taschenbuch Verlag, München

Watzlawick P (2015) Man kann nicht nicht kommunizieren. Hans Huber, Bern

Weiterführende Links

www.larsruppel.de
www.humorinstitut.de
www.handpuppenspielseminare.de

4

Werden Sie ein Leuchtturm

Von Ihnen als Mitarbeiter im Gesundheitswesen wird erwartet, dass Sie mit den multiplen Anforderungen und täglichen Herausforderungen souverän umgehen können. Sie müssen sowohl das Alltägliche auf Ihrer Station kompensieren, als auch den Wünschen und Erwartungen der Kollegen gerecht werden. Hinzu kommen die Arbeit mit den Patienten und Angehörigen, das Abstimmen der Therapie im Behandlungsteam und der Austausch mit Ihren Vorgesetzten. Nicht zu vergessen sind die Belastungen durch den Drei-Schicht-Betrieb und Ihre privaten Verpflichtungen. Normalerweise bräuchten Sie zwei Köpfe und vier Arme, und Sie dürften weder Schlaf noch Freizeit haben.

Ein im Alltag gelebter wertschätzender und mitnehmender Humor hilft Ihnen, diese Situationen zu meistern. Dafür benötigen Sie vier wichtige Sozialkompetenzen, auf die ich in diesem Kapitel näher eingehen werde: die Fähigkeit, glücklich zu sein, Achtsamkeit, Empathie und Wertschätzung.

Ich lerne häufig Krankenschwestern und Pfleger kennen, die schon 35 oder mehr Berufsjahre aufweisen. Sie berichten, dass sie mit Stolz und Freude ihren Beruf ausüben. Sicherlich merken auch sie die steigenden Belastungen im Alltag. Dennoch ist ihre Einstellung: „Ich gehe gerne zur Arbeit, und das lasse ich mir nicht nehmen!". Daneben sitzen Teilnehmerinnen, die bereits im vierten oder fünften Berufsjahr kaum noch wissen, wie sie die nächste Zeit schaffen sollen. Woran liegt das? Sie brauchen eine klare Strategie, um dieses hohe Maß an Anforderungen zu bewältigen, heute, morgen und in Ihrem weiteren Berufsleben.

Ich möchte Ihnen eine Möglichkeit vorstellen, wie Sie diese Alltagssituationen besser bewältigen können. Spielen Sie mit einer Metapher, also mit

© Springer-Verlag GmbH Deutschland 2018
M. Prehm, *Pflege deinen Humor*, https://doi.org/10.1007/978-3-662-56080-8_4

einem sprachlichen Bild. Werden Sie zu einem Leuchtturm, dem Felsen in der Brandung (Abb. 4.1). Bleiben Sie standhaft bei stürmischer See und starkem Gegenwind, und lassen Sie sich nicht verbiegen. Behalten Sie als Leuchtturm den Überblick und schauen Sie in schwierigen Situationen nach links und rechts. Suchen Sie nach einer Lösung! Bekommen Sie keine mentalen Scheuklappen und verfallen Sie nicht in ein problemorientiertes Denkmuster.

Diese Denkweise hat für Sie zwei Vorteile: Sie behalten einen klaren Kopf, und Sie bleiben lösungsorientiert. Sie werden jemand, an dem andere sich orientieren und zu dem sie aufschauen. Gerade wenn Sie eine leitende Funktion haben, ist diese Eigenschaft sehr wichtig. Erinnern Sie sich an das Beispiel mit den fünf anstatt drei Kollegen beim Frühdienst? Wenn ich nun als Pflegekraft morgens das Dienstzimmer betrete und Sie als Stationsleitung sofort Ihrem Unmut freien Lauf lassen, an wem soll ich mich dann orientieren? Zu wem kann ich aufschauen? Wenn ich aber sehe, dass Sie die Situation akzeptieren und bereits nach neuen Möglichkeiten für den Tag suchen, werde ich zuversichtlich annehmen, dass wir es gemeinsam schaffen.

Stellen Sie sich auf hohe, stabile „Humor-Klippen"

Die „Humor-Klippen" stellen Ihre persönliche Lebensfreude dar. Wenn Sie privat glücklich und beruflich zumindest zufrieden sind, dann haben Sie schon sehr viel für Ihre hohen, stabilen Klippen getan. Die Wellen, die sich an Ihren Klippen

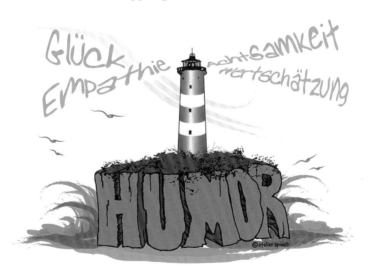

Abb. 4.1 Leuchtturm. (Zeichnerin: Hilke Theis. Mit freundl. Genehmigung von Matthias Prehm)

brechen, sind die täglichen Herausforderungen. Es sind Krankmeldungen, Aufnahmen, Verlegungen, Re-Zertifizierungen, Sicherheitsbegehungen, Hygienebesprechungen oder Leitungskonferenzen. Die Wellen auf der anderen Seite sind private Verpflichtungen: nach dem Dienst schnell einkaufen, das Kind zum Training bringen, Wäsche abnehmen, Abendbrot zubereiten, Kind wieder abholen, Hausaufgaben kontrollieren, duschen und zum Elternabend gehen. All diese Wellen kommen so oder ähnlich jeden Tag auf Sie zu. Bei hohen Lebensfreude-Klippen prallen sie daran ab. Die Kollegin, die morgens erfuhr, nur zu dritt anstatt zu fünft im Frühdienst arbeiten zu müssen, hatte ihren Leuchtturm auf einer Sandbank gebaut. Sie äußerte: „Dann melde ich mich morgen auch krank, können die mal sehen, was sie davon haben!" Die erste Welle morgens um sechs reichte bereits aus, dass sie umfiel. Sie steckte den Kopf in den Sand und hatte den Blick für die Möglichkeiten der Problemlösung an diesem Tag verloren.

Was Du ausstrahlst, bekommst Du auch wieder zurück!
Probieren Sie es aus!
Grüßen bei der Arbeit – Sie gehen in der Klinik einen Flur entlang, und jemand kommt Ihnen entgegen. Jetzt gibt es verschiedene Szenarien:

1. Sie schauen auf den Boden und hoffen, dass er nichts sagt. Puh, Glück gehabt, er ist vorbeigegangen.
2. Sie schauen ihn an und denken: „Er sagt nichts, er schaut nicht, er sagt nichts, ok, dann sag ich auch nichts!" und gehen stumm weiter.
3. Sie gehen vorbei und sagen einfach mal „Hallo".
4. Sie erkennen Ihr Gegenüber, gehen vorbei und sagen: „Hallo, na, wie geht's?" Jetzt sollten Sie eventuell 30 Sekunden Smalltalk einplanen.
5. Sie wissen den Namen des anderen, sprechen ihn an und unterhalten sich kurz.

So ähnlich haben Sie es sicherlich schon erlebt.

Im Fahrstuhl ist es noch besser, da kann niemand weglaufen. Lächeln und grüßen Sie!

Sie haben großen Einfluss auf Ihr Umfeld. Es beginnt mit Ihrer Ausstrahlung und Erwartungshaltung. Nehmen wir einmal an, es stört Sie, dass Sie nicht gegrüßt werden. Sie werden keine Veränderung herbeiführen, wenn Sie sich nun genauso verhalten. Das Leben ist ein Echo! Bleiben Sie sich treu und übernehmen Sie nicht das Verhalten der anderen (welches Sie ja nicht gut finden!).

4.1 Humorvolle Menschen sind glücklich und glückliche Menschen sind humorvoll!

Humor und Glück gehören zusammen wie Leib und Seele, Tag und Nacht oder Himmel und Erde. Wenn Sie unglücklich sind, sich in Ihrem Umfeld (Arbeit oder Privatleben) nicht wohlfühlen oder keine harmonische Beziehung führen, dann wird es Ihnen schwerfallen, humorvoll zu sein. Glück ist daher ein wesentlicher Faktor, ob Sie Ihre Sinne humorvoll ausrichten können.

Was ist Glück? Diese Frage kann nur jeder für sich selbst beantworten. Gäbe es eine einfache Antwort, wären nicht zahllose Glücksratgeber in den Regalen der Buchhändler zu finden. Das Glücksgefühl kann sehr vielschichtig sein und reicht vom Glücksmoment bis zum lang anhaltenden Zustand. Bedeutet Glück Zufriedenheit? Für mich ist das reine Interpretationssache. Mein Ziel ist es, privat glücklich zu sein. Bei der Arbeit hingegen ist das Gefühl der Zufriedenheit für mich realistisch. In den vergangenen 25 Jahren im Beruf habe ich selten echte Glücksmomente erlebt. Aber die Tage, an denen ich zufrieden war, waren sehr zahlreich.

In jedem Seminar stelle ich den Teilnehmern die Frage: „Was macht euch glücklich?" Die Antworten sind vielfältig, und teilweise blicke ich in ratlose Gesichter. Häufig fallen Glücksbegriffe, die wir mit „Genuss" verbinden. Dazu gehören „gutes Essen", „Wein, Bier, Zigarette", „Schuhe kaufen" und „Sex". Einige empfinden „Frieden" als Glück. Wer aufmerksam die Nachrichten verfolgt, wird merken, dass dieser Gedanke nicht abwegig ist. In Deutschland leben wir seit über 70 Jahren im Frieden, auf der ganzen Welt sieht es anders aus. Aber wer von uns macht sich im „schnellen" Alltag beim Überspringen der täglichen Hürden Gedanken über den Frieden? Nur jemand, der innehält, der sich Zeit zum Nachdenken gibt und sich den Luxus der Langeweile gönnt. Erst der bewusste Akt, mir Zeit für mich zu nehmen, verschaffte mir den Freiraum, der täglichen Hektik für einen Augenblick zu entkommen. Ich habe mir angewöhnt, täglich zehn Minuten „offline" zu sein und mich mit nichts zu beschäftigen! Eine schöne Art zu entschleunigen.

Die Grübler und Zweifler in den Seminaren äußern nach einer Weile des Nachdenkens: „Zufriedenheit kenne ich, aber großes Glück? Das gibt es nur selten, ich kann mich gar nicht mehr daran erinnern." Jemand sagte gar: „Ich bin heute glücklich, weil noch nichts Schlechtes passiert ist:"

Ich habe ein Frühstücksbrett mit dem Spruch: „Viele Menschen versäumen das kleine Glück, während sie auf das Große vergebens warten." Der Satz von Pearl S. Buc birgt viel Wahrheit in sich. Erst das Ultimative, Perfekte, der Höhepunkt, der Zenit, das Nonplusultra muss es sein, damit wir glücklich sind? „Nein!", widersprechen wiederum viele andere Teilnehmer im Seminar.

Daraufhin kommen viele Ideen und Beiträge aus der Gruppe. „Mich macht meine Familie glücklich", ist ein häufiger Satz im Seminar. Freunde, Kinder, Gesundheit (die eigene und die der Familie und Freunde), Haustiere und Natur fallen den Teilnehmern schnell ein.

Lucky oder happy? Zufallsglück oder Lebensglück?

Im Englischen gibt es verschiedene Begriffe für „glücklich", z. B. „lucky" und „happy". Wenn ich im Supermarkt zwei Euro finde, bin ich „lucky"; durch das Zufallsglück fühle ich mich etwas besser. Wenn ich nach der Arbeit nach Hause komme, meine Familie mich freudig begrüßt und wir gemeinsam am Abendbrottisch sitzen, bin ich „happy"; ich empfinde Lebensglück. Ob ich nun glücklich bin oder nicht ist hingegen kein Zufall. Sie kennen sicherlich die Sprichwörter „Das Glück ist mit den Tüchtigen" und „Jeder ist seines Glückes Schmied". Sie haben es also in der Hand, glücklich zu sein.

Zeit ist Luxus

Für viele Menschen ist Zeit ein kostbares Gut geworden. Lebenszeit ist „quality time", und diese möchten wir bewusst verbringen. Zusätzlich wird der Faktor Zeit in „Freizeit" und „Zeit für mich" unterschieden.

Die Tatsache, bei der Arbeit genügend Zeit zu haben, um sich mit Würde um die Patienten zu kümmern, ist im Alltag nicht selbstverständlich. Auf einigen Stationen in Pflegeheimen und Kliniken ist es leider immer noch der Fall, dass bereits frühmorgens Patienten gewaschen und geduscht werden, bevor die Kollegen zum Frühdienst kommen.

Seien Sie im Flow!

Der amerikanische Glücksforscher und Psychologe Mihaly Csikszentmihalyi (2001) nennt die Momente, in denen wir die Zeit um uns vergessen, „Flow". Viele Menschen haben dieses „Flow-Erlebnis" in der Freizeit, bei ihrem geliebten Hobby. Dabei ist es völlig egal, was Sie tun. Hauptsache, Sie tun es gerne, freiwillig und mit Liebe.

Beispiel

In Heidelberg erlebte ich eine Teilnehmerin, die mit leuchtenden Augen sagte, dass Musik sie glücklich mache. „Singst du in einem Chor?", fragte ich. „Nein, ich bin Solokünstlerin. Wollt Ihr etwas hören?" Daraufhin verzauberte sie uns alle mit ihrer markanten Soul-Stimme. Wir klatschen im Rhythmus, und ein donnernder, minutenlanger Beifall machte diesen Moment für alle zu etwas Besonderem: Berufliche Gänsehautmomente – ich war im Flow!

Nachweislich ist Musik sehr gut geeignet, sich den Tag glücklicher zu gestalten. Untermalen Sie Ihren Alltag mit Ihrer Lieblingsmusik. Erlernen Sie ein Instrument oder singen Sie im Chor! Wenn Sie im „Flow" sind, machen Sie Urlaub vom Alltag, unabhängig, ob Sie auf dem Motorrad sitzen, auf dem Tennisplatz stehen, im Garten arbeiten oder ein Bild malen. In diesen Augenblicken sind Sie keine Krankenschwester, keine Stationsleitung, keine Mutter und kein Verkehrsteilnehmer. Sie sind ganz bei sich und doch woanders. Gönnen Sie sich solche Momente!

Erinnern Sie sich an das Bild mit dem persönlichen Akku? Im Alltag ist der persönliche „Flow" eine wichtige Steckdose für Sie, um Ihre Batterien wieder aufzuladen.

Macht Geld glücklich?

Geld alleine macht sicherlich nicht glücklich, aber ganz ohne wird es schwierig. Genügend Geld für das Alltägliche zu haben beruhigt; wenn wir nach der Arbeit noch Pfandflaschen sammeln müssen, damit unsere Kinder abends etwas zu essen bekommen, dann ist die Abwesenheit von Geld eine reale Belastung. Doch sind Superreiche glücklicher als wir? Wir können uns die wichtigen Dinge im Leben wie Gesundheit, intakte Familie und Freunde nicht mit Geld kaufen. Wie könnten Sie mit Geld wirkliches Glück erzeugen? Geben Sie es für andere aus! Häufig reicht schon eine kleine Aufmerksamkeit, und das Glücksgefühl steigt bei allen Beteiligten. Persönlich liebe ich selbstgebastelte Adventskalender. Im Laufe des Jahres sammeln mein Sohn und ich Kleinigkeiten und Ideen, die wir als Gutschein in den Adventskalender für meine Frau legen. Probieren Sie es aus! Verschenken Sie zum Beispiel ein Fischbrötchen am Meer. Sie schlagen vier Fliegen mit einem Gutschein: Sie verschenken Zeit, unternehmen etwas Gemeinsames, verbringen einen Tag am Meer – und natürlich das leckere Fischbrötchen!

Jetzt sind Sie dran!

Testen Sie Ihr Glück! Wie glücklich sind Sie? Einer der bekanntesten Tests, den aktuellen Level seines Glückempfindens zu messen, ist der Oxford Happiness Questionnaire, der von den Psychologen Peter Hills und Michael Argyle (2002) entwickelt wurde. Beim hier abgedruckten Test handelt es sich um die deutsche Übersetzung des österreichischen Beziehungscoachs Dominik Borde (2017) (Abb. 4.2).

Testen Sie Ihr Glück! Wie glücklich sind Sie?

Nehmen Sie sich etwas Zeit, den Test zu machen. Dies ist ein guter Weg, um eine Momentaufnahme der aktuellen Ebene Ihres Glücksempfindens zu erhalten. Sie können den Test zu einem späteren Zeitpunkt wiederholen und die Ergebnisse vergleichen.

Der Test beinhaltet 29 Aussagen, mit denen Sie sich einschätzen können. Lesen Sie die Aussagen durch und notieren Sie die entsprechende Zahl Ihrer Kategorie hinter jeder Aussage. Antworten Sie möglichst spontan. Es gibt weder „richtig" noch „falsch". Wenn Ihnen die genaue Antwort einer Aussage schwerfällt, geben Sie bitte jene Antwort an, die für Sie im Allgemeinen oder die meiste Zeit wahr ist.

Bitte lesen Sie sich die Aussagen genau durch, weil einige positiv und andere negativ formuliert sind. Denken Sie dabei nicht zu lange über Ihre Antworten nach, es gibt keine „richtigen" oder „falschen" Antworten. Die erste Antwort, die Ihnen einfällt, ist wahrscheinlich auch die richtige für Sie.

Kategorie / Aussage	Stimmt absolut nicht 1 Punkt	Stimmt häufig nicht 2 Punkte	Stimmt teilweise nicht 3 Punkte	Stimmt ein wenig 4 Punkte	Stimmt häufig 5 Punkte	Stimmt absolut 6 Punkte
Ich fühle mich nicht besonders wohl mit der Art, wie ich bin. (R)						
Ich bin intensiv an anderen Menschen interessiert.						
Ich fühle, dass das Leben sehr lohnend ist.						
Ich habe sehr positive Gefühle für fast jeden.						
Ich wachte selten ausgeruht auf. (R)						
Ich bin nicht wenig optimistisch, was die Zukunft angeht. (R)						
Ich finde die meisten Dinge amüsant.						
Ich bin immer wieder engagiert und involviert.						
Das Leben ist gut.						
Ich glaube nicht, dass die Welt ein guter Ort ist. (R)						
Ich lache viel.						

Abb. 4.2 Arbeitsblatt: Wie glücklich sind Sie?

Ich bin über alles in meinem Leben zufrieden.						
Ich glaube nicht, dass ich attraktiv bin. (R)						
Es besteht eine Kluft zwischen, was ich tun möchte und dem, was ich getan habe. (R)						
Ich bin sehr glücklich.						
Ich finde Schönheit in einigen Dingen. (R)						
Ich habe immer eine fröhliche Wirkung auf andere.						
Ich finde Zeit für alles, was ich möchte.						
Ich fühle, dass ich nicht besonders viel Kontrolle über mein Leben habe. (R)						
Ich fühle mich in der Lage Dinge anzugehen.						
Ich fühle mich geistig rege und wach.						
Ich erlebe oft Freude und Hochgefühle.						
Ich finde es nicht leicht Entscheidungen zu treffen. (R)						
Ich habe keinen Sinn und Zweck in meinem Leben. (R)						
Ich habe das Gefühl, sehr viel Energie zu haben.						
Ich habe einen guten Einfluss auf das Geschehen.						
Ich habe keinen Spaß mit anderen Menschen. (R)						
Ich fühle mich nicht						

Abb. 4.2 (Fortsetzung)

besonders gesund. (R)							
Ich habe keine sehr glücklichen Erinnerungen. (R)							
Gesamtsumme:							

Berechnen Sie nun in drei Schritten, wie glücklich Sie wirklich sind:

Schritt 1:

Aussagen, markiert mit einem (R), werden in umgekehrter Reihenfolge gewertet. Wenn Sie einer Aussage mit der Kennzeichnung (R) 1 Punkt gegeben haben, streichen Sie die 1 und ersetzten sie durch eine 6.

- 1 wird zur 6
- 2 wird zur 5
- 3 wird zur 4
- 4 wird zur 3
- 5 wird zur 2
- 6 wird zur 1

ACHTUNG: wirklich nur da, wo ein (R) steht!

Schritt 2:

Addieren Sie nun die Punkte aller 29 Fragen. Für die 13 Aussagen, die Sie in umgekehrter Reihenfolge gewertet haben, verwenden Sie die neuen Zahlen zur Bewertung.

Schritt 3:

Ihren Glückswert erhalten Sie nun, indem Sie ihr Ergebnis durch 29 teilen (Gesamtpunktzahl : 29 = Glückswert). Ich empfehle Ihnen, Ihre Punktzahl und das Datum zu notieren. So haben Sie die Möglichkeit, den Test zu einem späteren Zeitpunkt zu wiederholen und die Werte zu vergleichen. Dies ist besonders dann hilfreich, wenn Sie aktiv an der Steigerung Ihres Lebensglücks arbeiten wollen.

Auswertung ihres persönlichen Glückswertes:

1-2 Punkte:

Nicht glücklich. Wenn Sie ehrlich geantwortet haben und eine sehr geringe Punktzahl erhielten, ist es sehr wahrscheinlich, dass Sie sich und Ihre Situation schlimmer sehen, als sie ist. Mein Rat: Suchen Sie einen Experten auf, um an diesem Thema zu arbeiten.

2-3 Punkte:

Etwas unglücklich. Nehmen Sie sich Zeit und horchen Sie in sich hinein. Überlegen Sie, welche Ursachen Ihr derzeit unglückliches Befinden haben kann. Nehmen Sie Tipps und Anregungen zur Selbstreflexion wahr. Steigern Sie aktiv Ihrer Lebensfreude und tun Sie etwas für sich. Was können sie besonders gut? Wobei haben Sie die meiste Freude? Machen Sie das besonders oft

3-4 Punkte:

Weder besonders glücklich, noch besonders unglücklich. Da geht noch eine ganze Menge mehr in Sachen Lebensfreude. Für Sie ist es wichtig, dass Sie weiterhin aktiv und regelmäßig etwas für sich tun und die Glücksgewohnheiten entwickeln. Warten Sie nicht auf das zufällig vorbeifliegende Glück!

4 Punkte:

Etwas glücklich oder mäßig glücklich. Mit glatt vier Punkten, haben Sie den durchschnittlichen Wert der meisten befragten Personen. Durchschnitt ist zwar gut, dennoch ist da noch Luft nach oben! Es geht letztendlich um Ihr persönliches Lebensglück.

4-5 Punkte:

Eher glücklich. Ziemlich glücklich. Sie befinden sich bereits auf einem gesunden und glücklichen Weg.

Abb. 4.2 (Fortsetzung)

Sie können Ihr Glück noch steigern, indem Sie prüfen, in wieweit Sie in allen Lebensbereichen schon das tun, was Sie wirklich wollen.

5-6 Punkte:

Sehr glücklich. Glücklich zu sein hat weit mehr Vorteile als nur ein gutes Gefühl. Es korreliert mit Gesundheit, besseren Beziehungen und der Erreichung Ihrer Ziele zu erreichen. Herzlichen Glückwunsch und weiter so!

6 Punkte:

Zu glücklich. Ja, Sie haben richtig gelesen. Neuere Forschungen deuten darauf hin, dass es ein optimales Maß an Glücksempfinden für das Erreichen unserer Ziele in Bezug auf Arbeitsprojekte, Noten, sportliche Leistungen oder der Gesundheit benötigt. „Zu glücklich" kann mit einem niedrigen Niveau von solchen Dingen in Verbindung gebracht werden. Wer zum Beispiel frisch verliebte und überglücklich ist, verliert mitunter alles andere aus den Augen. Anmerkung: Diesem Risiko sollten Sie sich dennoch unbedingt aussetzten.

(Hills und Argyle 2002, deutsche Übersetzung Borde 2017)

Abb. 4.2   (Fortsetzung)

Trainieren Sie Glück!

Haben Sie sich mit Ihrem persönlichen Glück beschäftigt? Das erste Mal, als ich mich ganz bewusst mit dem Thema „Glück" auseinandersetzte, war kurios. Durch das Schreiben meiner Facharbeit *Humor in der Pflege mit brandverletzten Patienten* kamen ein Arbeitskollege und ich auf die Idee, eine Humor-Ausstellung im BG Klinikum Hamburg zu organisieren. Die Ausstellung hatte den Titel „Lachen schadet Ihrer Krankheit!". Ich konnte Dr. Eckart von Hirschhausen gewinnen, diese Ausstellung mit 120 Bildern zu eröffnen. Im Anschluss nahm er sich eine Stunde Zeit und schenkte mir sein aktuelles Buch *Glück kommt selten allein* (Hirschhausen 2011). Dabei lud er mich ein, das Glückstraining auf der Homepage www.glueck-kommt-selten-allein.de zu absolvieren.

So hatte ich mein erstes Glücksbuch in der Hand, war beflügelt vom großen Erfolg der Ausstellung und meldete mich beim Online-Glückstraining an. Es gibt kein weiteres Buch, das mich so nachhaltig bewegt hat, wie dieses. Viele Trainingsinhalte, die ich in den kommenden sieben Wochen erlernte, sind mir bis heute bewusst (Abb. 4.3).

Daher möchte ich Ihnen kurz das Training vorstellen. Jeder kann dieses Training durchführen, es startet immer montags, online, anonym (wenn Sie wollen) und ist völlig kostenlos! Sie machen sich sieben Wochen Gedanken über Ihr persönliches Glück.

Die erste Woche beginnt mit einem Gemütscheck. Wie geht es Ihnen heute, und wie war es in der Vergangenheit? Für mich war es ungewohnt, mir darüber Gedanken zu machen. Weiterhin beschäftigen Sie sich mit der Frage, was Sie bisher daran gehindert hat, wirklich glücklich zu sein. Den

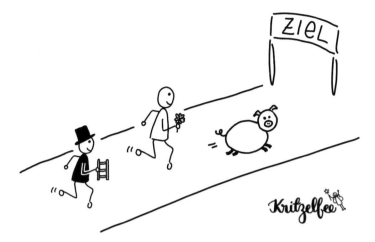

Abb. 4.3 Trainieren Sie Glück. (Zeichnerin: Martje Kleinhans. Mit freundl. Genehmigung von Matthias Prehm)

ersten richtig großen „Aha-Effekt" hatte ich bei der letzten Übung dieser Woche. Dreimal am Tag sollte ich den Satz vervollständigen: „Ich war heute glücklich, weil…" – und das eine Woche lang. Bisher hatte ich meine erreichten Meilensteine in meinem Leben als Glücksmomente gesehen. Mit 25 Jahren habe ich meine Frau kennengelernt, mit 27 geheiratet (zum Glück!), mit 29 wurde ich Vater (noch glücklicher!), ein Haus wurde mit 30 gebaut, den Marathon mit 32 geschafft und die Weiterbildung mit 34 Jahren absolviert. Jetzt saß ich mit 39 Jahren vor diesem Glückstagebuch und dachte: „Du hattest in den letzten 14 Jahren nur sechs Glücksmomente?" Hatte ich natürlich nicht! Wie war meine Wahrnehmung auf die alltäglichen Dinge? Achtlos. Nun sollte ich auf einmal drei Glücksmomente pro Tag erkennen! Am ersten Tag trug ich ein: …weil wir in Frieden wohnen… weil wir alle gesund sind… weil wir alle jeden Tag satt werden. Es fiel mir schwer, drei Dinge zu finden. Die Berichte in der Tagesschau halfen bei der Entscheidungsfindung. Ich wurde von Tag zu Tag genauer, und es fiel mir immer leichter. Am Mittwoch trug ich ein, dass ich glücklich bin, weil mein Sohn Freunde hat. Jeden Tag kamen vier Jungs und wollten mit ihm Fußball spielen. Er kam abgekämpft und schmutzig nach Hause, kurz in die Badewanne, gemeinsames Abendbrot und etwas später zu Bett. Glückliches Kind – glückliche Eltern! Zuvor hatte ich das nicht immer bewusst wahrgenommen. Am letzten Tag habe ich eingetragen, dass ich mit meinem Sohn im Sonnenschein mit dem Rad frische Brötchen geholt und wir anschließend im Familienkreis lange auf der Terrasse gefrühstückt haben. Die Zeilen auf dem Bildschirm reichten nicht mehr aus, um alle meine Glücksmomente, die ich plötzlich sah, zu notieren.

In der zweiten Woche beschäftigen Sie sich mit dem Glück in der Gemeinschaft. Wem waren Sie nahe, wen haben Sie getroffen, und wie haben Sie sich dabei gefühlt? Wer sind die wichtigsten Menschen in Ihrem Leben? Überlegen Sie bitte: Wer sollte Sie besuchen, wenn Sie krank sind? In welcher Gemeinschaft fühlen Sie sich wohl? Schreiben Sie diesen Menschen einen Dankbarkeitsbrief und warum sie wichtig für Sie sind! Es war eine tolle Erfahrung und zeitweise nicht leicht.

Die dritte Woche handelt vom Glück des Zufalls. Erzählen Sie möglichst vielen Menschen von Ihren Träumen und Wünschen. Spinnen Sie Ihr eigenes Glücksnetz. Ähnlich einer Spinne, die nicht weiß, wo genau die Fliege sich im Netz verfängt. Mit der Größe Ihres Netzes steigt die Wahrscheinlichkeit, dass Ihre Wünsche in Erfüllung gehen. Ich erzählte damals (im Frühling 2011) sehr vielen Menschen von meiner Idee, Humorseminare für Mitarbeiter im Gesundheitswesen anzubieten. Ein Jahr später gründete ich meine Agentur HumorPille®, und mittlerweile reichen die Kontakte bis ins deutschsprachige Europa. Mein Netz erweitert sich stetig.

Weitere Punkte in dieser Woche sind, anderen eine unverhoffte Freude zu bereiten und den Zufall entscheiden zu lassen.

Probieren Sie es aus!

- Bezahlen Sie einfach mal im Café die Getränke vom Nachbartisch.
- Geben Sie Ihr Tagesparkticket beim Losfahren an einen Ankömmling weiter.
- Verschenken Sie einen noch gültigen Fahrschein der öffentlichen Verkehrs-mittel.
- Besuchen Sie unverhofft Ihre Freunde.
- Laden Sie Ihre Eltern zu einem Eis ein.

Sie sehen, es muss nicht viel Geld kosten, jemandem eine Freude zu bereiten. Beobachten Sie Ihre eigenen Gefühle und genießen Sie die Reaktionen Ihrer Mitmenschen. Viel Spaß!

In der vierten Woche beschäftigen Sie sich mit dem Glück des Moments. Essen Sie achtsam, halten Sie Glücksmomente fest, und verausgaben Sie sich körperlich. Da Sie bereits in der ersten Woche ein Glückstagebuch geführt haben, fällt es Ihnen deutlich leichter, erlebte Glücksmomente zu notieren.

Die fünfte Woche beginnt damit, dass Sie sich Ihrer Stärken bewusst werden, diese neu einsetzen und sich überlegen, was Sie alles können.

Welche Tätigkeiten bereiten Ihnen Freude? Welche Talente haben Sie? Was können Sie richtig gut? Die Aufgabe lautet: Stärken Sie Ihre Stärken! Meine sportlichen Stärken nutze ich beim Spiel auf dem Tennisplatz. Bei komplex-koordinatorischen Sportarten wie Zumba, Eiskunstlaufen oder bei einem Bauch-Beine-Po-Kurs habe ich noch „Luft nach oben". Also mehr Tennis und weniger Bauch-Beine-Po!

Die vorletzte und sechste Woche beschäftigt sich mit dem Glück der Fülle. Machen Sie anderen kleine Geschenke oder Aufmerksamkeiten. Wie fühlt es sich an? Dazu werden Sie wieder ein Tagebuch schreiben, dieses Mal über Dankbarkeit. Jeden Tag drei Dinge aufschreiben, warum Sie dankbar sind. Langsam erreichen Sie einen Übungseffekt, und Ihnen fallen viele Momente ein. Bei der letzten Übung in der Woche gönnen Sie sich jeden Tag 10 Minuten Stille. Beobachten Sie Ihre Gedanken und schreiben Sie diese auf.

In der siebten Woche können Sie Ihre Lieblingsübungen nochmal wiederholen, anderen von dem Training erzählen und sich selbst belohnen. Insgesamt habe ich das Training vor sechs Jahren absolviert und übernehme immer noch viel davon in meinen Alltag. Probieren Sie es aus, Glück ist lernbar!

„Love it - Change it – Leave it"

Nun möchte ich Ihnen noch ein Lebensmodell vorstellen. Damit können Sie leicht überprüfen, ob Sie glücklich sind oder nicht, und wie Sie es ändern können. Dieses Modell nennt sich: „Love it – Change it – Leave it".

Wenn Sie sich im „Love it" befinden, bedeutet es, dass Sie im *Leben* sind. Alles, was Sie machen, fühlt sich richtig und gut an. Sie wohnen am richtigen Ort und mit den richtigen Menschen zusammen. Ihre Arbeit macht Ihnen Spaß, und die Kollegen sind prima. Kurzum: Sie fühlen sich wohl. Dennoch gibt es jeden Tag etwas, wo Sie an den Punkt kommen „Change it" – Veränderung. Meist ist es nur eine kleine Stellschraube im großen Ganzen. Sie verändern Ihre Perspektive, Sie stellen den Sachverhalt richtig und nehmen im Hinblick auf eine neue Situation eine andere Sichtweise ein. Das machen Sie, damit Sie wieder zum „Love it" – *Leben* zurückkommen. Im Idealfall sind Sie im Wechselspiel zwischen diesen beiden Punkten (Abb. 4.4). Für den Weg zum „Love it" benötigen Sie täglich die nötige Kraft. Das begegnet Ihnen in jedem Dienst. Sie kommen morgens zum Frühdienst und freuen sich auf den Tag mit Ihren netten Kollegen. Dennoch verläuft kein Dienst genauso, wie Sie ihn sich vorgestellt haben. Es kommt immer etwas dazwischen. Unerwartet nehmen Sie zwei Patienten auf, das

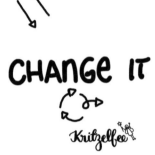

Abb. 4.4 „Love it – Change it", 1. Teil. (Zeichnerin: Martje Kleinhans. Mit freundl. Genehmigung von Matthias Prehm)

Telefon läutet ständig, und ein Kollege möchte den Frühdienst morgen tauschen. Sie sind hier schon ständig im Wechsel zwischen „Love it" und „Change it".

Beispiel

1988 begann ich bei den Stadtwerken in Husum eine Ausbildung zum Industriekaufmann. Meine schulische Laufbahn wurde nach der 10. Klasse für beendet erklärt, und meine Eltern fanden eine Bürotätigkeit für mich passend. Anfänglich war ich im „Love it", weil ich einen Ausbildungsplatz hatte, und dann auch noch im öffentlichen Dienst, so ein Glück! Schnell merkte ich jedoch, dass ich täglich viel Kraft brauchte, um eine positive Einstellung zu diesem Beruf zu bekommen. Es wurden drei schwere Jahre... für die Stadtwerke Husum! Natürlich auch für mich. Am Ende des dritten Jahres war für mich klar: Ich werde in diesem Beruf nicht arbeiten. Nachdem ich keinen Sinn mehr sah, durch ein „Change it" zum „Love it" zu kommen, musste ich die nächste wichtige Hürde nehmen. Ich nahm meinen Mut zusammen für das „Leave it" – Verlassen der Situation. Meine Eltern waren wenig begeistert: „Nein! Du musst bei den Stadtwerken bleiben! Das ist öffentlicher Dienst! Da bekommst Du eine wichtige Rentenzusatzversicherung!" Ich entgegnete: „Aber Papa, ich bin 19. Ich möchte keine Rentenzusatzversicherung! Ich möchte mal Spaß an der Arbeit haben." Mein Vater blieb hart: „Tja, mein Junge, erst die Arbeit, dann das Vergnügen!"

Also nahm ich meinen Mut zusammen und begann den Zivildienst im Kreiskrankenhaus in Husum. Zum Glück! Wenn Sie das Beispiel so lesen, könnten Sie denken: „Das hört sich ja einfach an." Das eigentliche Problem beginnt allerdings, wenn Sie zwischen „Change it" und „Leave it" steckenbleiben, wenn Ihnen die Kraft und der Mut fehlen, wieder zum Lebensglück und zur Lebensfreude zurückzukehren. „Love it" bedeutet *Leben*. Überlegen Sie bitte, wie Leben rückwärts heißt: *Nebel*. Es gibt einen treffenden Satz für Menschen, die in diesem Nebel sind: „Viele Menschen sterben mit 40 und werden mit 80 beerdigt." Das wäre mit mir passiert, wenn ich bei den Stadtwerken geblieben wäre. Mit 45 Jahren wäre ich bereits 29 Jahre dort tätig und würde auf meine Rentenzusatzversicherung warten. Kürzlich sah ich jemanden mit einem Spruch auf seinem T-Shirt. Dort stand untereinander (bitte entschuldigen Sie die Ausdrucksweise): „Scheisstag-Scheisstag-Scheisstag-Scheisstag-Scheisstag-Samstag-Sonntag" (Abb. 4.5).

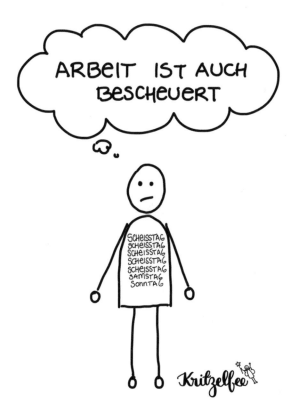

Abb. 4.5 T-Shirt. (Zeichnerin: Martje Kleinhans. Mit freundl. Genehmigung von Matthias Prehm)

Mein erster Gedanke war: „Dieser Mann hat noch nie im Krankenhaus gearbeitet! Samstag und Sonntag können auch ziemliche ‚Scheißtage' sein!" Mein zweiter Gedanke war: „Oh je, was für eine fürchterliche Selbstoffenbarung!".

Menschen, die im *Nebel* sind (Abb. 4.6), haben keinen schönen, mitnehmenden, wertschätzenden Humor. Sie sind eher dauerhaft zynisch. Zynismus bedeutet Bissigkeit und dauerhaft angewandt, sind es die ersten Anzeichen für ein Burnout.

Ich dachte an die Zeit bei den Stadtwerken Husum zurück. Dann las ich die berühmte Pinguin-Geschichte von Dr. Eckart von Hirschhausen (2009): Watschelt der Pinguin an Land herum, erscheint er als ziemlich miese Laune der Natur. Keine Hüfte, keine Knie, er hat zwar Flügel, kann aber nicht fliegen. Doch dann springt der antarktische Kollege ins Wasser und kann dort seine ganzen Möglichkeiten entfalten. Der Pinguin muss nur die Umgebung ändern, und schon ist er in seinem Element. Er fühlt sich wohl und kann seine Stärken einsetzen.

Jeder von uns hat Stärken im Berufsleben, bei mir war es nicht der Bürostuhl in der Verwaltung. Mein Element ist die Arbeit mit Menschen. Die Mischung aus Medizin, Pflege, einer erfüllenden Tätigkeit und Arbeiten im Team. Dort kann ich meine persönlichen Stärken zeigen, dort bin ich glücklich.

Der Zusammenhang zwischen Glück und Humor ist wichtig, da Menschen, die sich im „Love it" befinden glücklicher sind. Ich denke, dass humorvolle Menschen glücklicher und glückliche Menschen humorvoller sind. Vielleicht hilft Ihnen das dargestellte Lebensmodell, Ihre Mitmenschen besser zu verstehen. Prüfen Sie, wo Sie stehen. Auf jeden Fall wünsche ich Ihnen täglich Mut

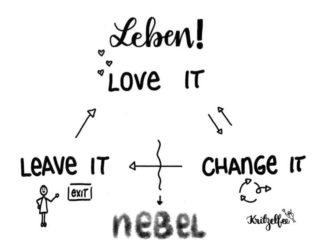

Abb. 4.6 „Love it – Change it", 2. Teil. (Zeichnerin: Martje Kleinhans. Mit freundl. Genehmigung von Matthias Prehm)

und Kraft, im *Leben*, im „Love it" zu sein. Ich habe früher folgenden Satz kaum verstanden: „Der Weg ist das Ziel" –das eine ist der Weg, das andere das Ziel; zwei verschiedene Dinge. Den tieferen Sinn erkannte ich, als ich mich bewusst mit dem Thema Glück beschäftigte. Beim Bergsteigen sollte ich nicht erst glücklich sein, wenn ich den Gipfel erklommen habe. Auf dem Weg nach oben gibt es viel zu entdecken und Möglichkeiten, sich zu erfreuen. Ebenso kann und sollte ich glücklich sein, bevor ich meinen Rentenbescheid in der Hand halte.

Beispiel

Meine Eltern haben ihr Leben lang viel gearbeitet und wollten im Ruhestand das Leben genießen. Meine Mutter bekam im August 2006 ihren Vorruhestandsbescheid und im Dezember 2006 die Diagnose Darmkrebs. Drei Jahre und ca. 200 verzweifelt geklammerte Strohhalme später haben wir sie zu Hause auf ihrem letzten Weg begleitet.

Zum Abschluss dieses für mich so wichtigen Abschnitts zum Thema „Glück" habe ich ein Gedicht von einem unbekannten Dichter für Sie. Es wird häufig dem deutschen Schriftsteller Clemens Brentano (1778-1842) zugeschrieben, der eigentliche Verfasser ist jedoch unbekannt. Wenn ich irgendetwas aus dem Schicksal meiner Mutter lernen möchte, dann jetzt zu leben und nicht auf den einen perfekten Moment zu warten. Lassen Sie das Gedicht auf sich wirken und laden Sie das Glück zu sich ein!

Glück

Glück ist gar nicht mal so selten,
Glück wird überall beschert,
vieles kann als Glück uns gelten,
was das Leben uns so lehrt.

Glück ist jeder neue Morgen,
Glück ist bunte Blumenpracht,
Glück sind Tage ohne Sorgen,
Glück ist, wenn man fröhlich lacht.

Glück ist Regen, wenn es heiß ist,
Glück ist Sonne nach dem Guss,
Glück ist, wenn ein Kind ein Eis isst,
Glück ist auch ein lieber Gruß.

Glück ist Wärme, wenn es kalt ist,
Glück ist weißer Meeresstrand,
Glück ist Ruhe, die im Wald ist,
Glück ist eines Freundes Hand.

Glück ist eine stille Stunde,
Glück ist auch ein gutes Buch,
Glück ist Spaß in froher Runde,
Glück ist freundlicher Besuch.

Glück ist niemals ortsgebunden,
Glück kennt keine Jahreszeit,
Glück hat immer der gefunden,
der sich seines Lebens freut.

4.2   Achten Sie auf sich!

Bei Ihrem Navigationsgerät im Auto finden Sie verschiedene Routenoptionen. Sie können die schnellste Route wählen, die kürzeste, die ohne Autobahn und die wirtschaftlichste. Wenn Ihr persönliches Navigationsgerät für die alltägliche Kommunikationsautobahn auf Achtsamkeit eingestellt ist, haben Sie alle Möglichkeiten, negativen Humor zu vermeiden und die vielen Vorzüge des wertschätzenden Humors zu genießen. In diesem Abschnitt erfahren Sie etwas über die tägliche Achtsamkeit in der Selbstpflege, Wahrnehmung und Kommunikation sowie den Zusammenhang zum Humor.

Pflegen Sie sich selbst!

Wenn jeder an sich denkt, ist schon mal an jeden gedacht. Das klingt eher profan als nach großer Selbsterkenntnis. Dennoch steckt mehr dahinter, vor allem viel Wahrheit. Wir sind für unsere Gefühle und Reaktionen verantwortlich. Demzufolge haben wir es in der Hand, wie, wo und wann wir auf uns achten. Allzu häufig kommen wir im komplexen Alltag nur dazu, auf Ereignisse zu reagieren. Eine Situation folgt der nächsten, und wir arbeiten die Anforderungen ab. Hier heißt es: Stopp! Fragen Sie sich: Wie geht es mir? Was kann ich mir Gutes tun, damit ich mich besser fühle? Gehen sie achtsam mit sich um. Beginnen Sie am besten gleich damit.

Jetzt sind Sie dran!

- **Atemübung**
Gleich jetzt zum Ausprobieren: Setzen Sie sich aufrecht und bequem beim Lesen hin, drücken Sie die Schultern weit auseinander, schieben Sie die Brust vor und halten Sie den Rücken gerade. Atmen Sie jetzt langsam und ruhig ein. Versuchen Sie, länger aus- als einzuatmen. Bei einem normalen Atemzug nehmen wir ca. 500 ml Luft in unsere Lungen auf. In einer angespannten Situation, bei mangelnder Bewegung, schlechter Körperhaltung und bei Hektik verringert sich das Volumen auf ungefähr 200 ml. Dadurch fühlen wir uns schneller müde und gereizt. Sprichwörtlich stockt uns vor Schreck der Atem oder „uns bleibt fast die Luft weg". Durch eine bewusste, tiefe Atmung können Sie dem Ganzen entgegenwirken.

   Versuchen Sie die Bauchatmung: Nehmen Sie die gleiche Sitzposition wie zuvor ein, und legen Sie Ihre Hände auf den Bauch. Atmen Sie tief durch die Nase ein. Es hilft, wenn Sie sich Ihren Lieblingsduft vorstellen (frische Brötchen?) und jetzt lassen Sie die Luft bis zu Ihren Händen strömen. Anschließend wieder langsam ausatmen. Diese Übung ist ganz leicht, und Sie können sie fast überall durchführen!

   Eine andere Variante ist die Brustatmung: Hierbei legen Sie die Finger beider Hände in die Vertiefung oberhalb Ihrer Schlüsselbeine. Bei den nächsten tiefen Atemzügen spüren sie, wie die Luft den kompletten Brustkorb ausfüllt. Das tiefe Atmen sorgt für mehr Sauerstoff im Blut, beruhigt die Nerven und hilft, Spannungen abzubauen.

- **Setzen Sie Prioritäten!**
Eventuell sind Sie an diesem Tag an Ihre Grenzen gekommen, weil Sie sich zu viel zugemutet haben. Es ist eine Fähigkeit, zu wissen, was Sie können und schaffen und ab wann es zu viel für Sie wird. Gezieltes Neinsagen ist nichts Unhöfliches, sondern eher ein bewusster Umgang mit Ihren Ressourcen. Was ist wirklich wichtig, was mache ich zuerst? Kann ich etwas delegieren? So können Sie im Vorfeld mit einer überlegten Zeitplanung schon erreichen, dass die anfallenden Arbeiten Sie nicht überfordern.

- **Nutzen Sie die Pausen richtig?**
Jeder, der im Gesundheitswesen arbeitet, hat schon erlebt, dass Pausen unterbrochen werden. Das Telefon klingelt, Angehörige haben Fragen, und Patienten brauchen unsere Hilfe. Jeder steht mal auf, und der

Erholungseffekt ist häufig kaum zu spüren. Viel effektiver ist die Pausenregelung, wenn Sie sich in zwei Gruppen aufteilen. Die eine Gruppe kann in Ruhe die Pause genießen, während die anderen Kollegen die Patienten überwachen und einen reibungslosen Stationsablauf sicherstellen. Doch auch hier gibt es Pausen, in denen fast durchgehend mit dem eigenen Mobiltelefon die sozialen Kontakte gepflegt werden, nebenbei hastig etwas gegessen und zu wenig getrunken wird. Seien Sie in diesen Momenten bei sich, schalten Sie bewusst das Handy erst nach dem Dienst wieder ein, und genießen Sie das Essen. Vielleicht bereiten Sie sich zu Hause etwas Leckeres vor, schalten beim Essen bewusst ab und konzentrieren sich auf die Mahlzeit. Bedenken Sie: Nur wer mit seinen eigenen Ressourcen achtsam umgeht, bleibt auch in Zukunft leistungsfähig!

- **Nutzen Sie Ihre Zeit – schenken Sie sich Zeit!**
Anlehnend an die sechste Woche im Glückstraining, in der Sie sich 10 Minuten Zeit einräumen sollten, besteht auch hier die Idee darin, dem hektischen Alltag zu entfliehen (Abb. 4.7). Nutzen Sie die Zeit, die der Tag für Sie bereithält.

Beispiel

Die Heimfahrt vom Dienst ist häufig eine gute Möglichkeit, vom Erlebten bei der Arbeit abzuschalten. Unerheblich, ob Sie laut Ihre Lieblingsmusik hören oder komplette Stille bevorzugen – nutzen Sie diese Zeit **bewusst** für sich!

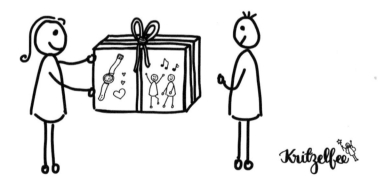

Abb. 4.7 Zeit schenken. (Zeichnerin: Martje Kleinhans. Mit freundl. Genehmigung von Matthias Prehm)

Dalai Lama sagte etwas sehr Schönes: „Es gibt nur zwei Tage im Jahr, an denen man nichts tun kann. Der eine ist Gestern, der andere Morgen. Dies bedeutet, dass heute der richtige Tag zum Lieben, Glauben und in erster Linie zum Leben ist" (Francazi 2017).

- **Schlafen Sie gut!**
  Gerade im Drei-Schicht-Betrieb ist guter, gesunder Schlaf wichtig. Vielleicht haben Sie Rituale, mit denen Sie gut vom Nachtdienstrhythmus in den normalen „Tagesbetrieb" kommen.
- Pflegen Sie Ihre Rituale.
- Vermeiden Sie schweres Essen vor dem Schlafen und den Fernseher im Schlafzimmer.
- Alkohol bewirkt einen unruhigen Schlaf.
- Achten Sie auf ein kühles, dunkles Zimmer.
- Richten Sie Ihre Gedanken beim Einschlafen auf positive Dinge, sonst werden Sie im Bett nicht nur Probleme, sondern auch sich wälzen.
- Machen Sie sich Gedanken, was Ihnen hilft, und integrieren Sie es in Ihren Alltag.

Was nehmen Sie wahr?

Die Wahrnehmung auf dieselbe Sache kann von Mensch zu Mensch völlig unterschiedlich sein. Ich möchte Ihnen dies anhand leichter Rechenaufgaben demonstrieren. Was fällt Ihnen an den Aufgaben in Abb. 4.8 auf?

Schauen Sie sich alle Aufgaben in Ruhe an. Ja, alle Zahlen sind unter 10. Die Zahl am Ende ist immer größer als die beiden anderen. Ok, das ist bei Addition normal. Ist da noch etwas? Ja! Eine Aufgabe ist falsch. Genau, die in der Mitte!

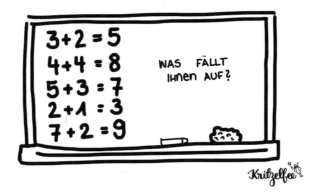

Abb. 4.8 Rechenaufgabe. (Zeichnerin: Martje Kleinhans. Mit freundl. Genehmigung von Matthias Prehm)

Drei plus vier ist nicht acht. Außerdem? Ich erlöse Sie: Die anderen vier Aufgaben sind alle richtig! Na? Sind Sie überrascht? Mein erster Gedanke zur positiven Psychologie lautet: „Achte zuerst auf das Positive." Ja, das Glas ist halb voll und so weiter. Stopp! Das Glas ist hier nicht halb voll, aus diesem Glas fehlt nur ein Schluck. 80 % der Rechenaufgaben sind richtig und in Ordnung. Nur 20 % der Aufgaben sind falsch. Dass uns der Fehler zuerst auffällt, ist richtig, wichtig und gut. Ich rufe auch nicht beim ADAC an und sage: „Drei Reifen haben noch genug Luft. Der eine ist platt, aber nur unten!" Woher kommt diese Denkweise? Bereits in der Schule haben wir Diktate zurückbekommen, bei denen vermerkt wurde, was nicht stimmt: 200 Wörter, 3 Fehler, Note 2. Da stand nie: 197 Wörter richtig, Note 2. Erst in der heutigen Zeit gehen die Schulen dazu über, Schüler mit einer Lese-Rechtschreibschwäche danach zu benoten, wie viele Wörter richtig geschrieben wurden.

Beispiel

Vor drei Jahren wurde ich im BG Klinikum Hamburg, bei meinem damaligen Arbeitgeber, am linken Meniskus operiert. Ich war nicht dort, weil der rechte Meniskus in Ordnung war – logisch. Dennoch war ich nach der OP für einige Klinikmitarbeiter **nur** der Meniskus in der neun am Fenster. Eine Kollegin verband das Knie, fachlich war alles in Ordnung. Sie sagte nichts, nur beim Hinausgehen meinte sie zu ihrer Kollegin: „In der neun bin ich fertig, wir können weiter." Ich lag da und dachte: „Du bist eine neun, und du bist fertig!" Am nächsten Tag kam ein anderer Pfleger zu mir, verband mein Knie und sagte währenddessen: „Mensch Matthias (er wusste meinen Namen!), wie lange bist du schon auf der Intensivstation für Schwerbrandverletzte?" „14 Jahre", antwortete ich. Er war überrascht und erzählte weiter: „Gestern war Deine Familie da, Dein Sohn ist ja ganz schön groß geworden!" „Ja, der Apfel fällt nicht weit vom Stamm", grinste ich zurück. „Dein Knie sieht gut aus, der Redon kann morgen gezogen werden. Sag mal, wie hat eigentlich St. Pauli gespielt?" Das war die falsche Frage, hatte mein Lieblingsverein doch gerade die Relegation abwenden können. „Du hast doch Deine Unterarmgehstützen hier. Willst Du im Gemeinschaftsraum Abendbrot essen? Da ist die Auswahl doch viel größer!" Das Erstaunliche für mich war, dass der Pfleger, während er mein Knie verbunden hat, in meiner Person noch mehr sah als nur den Meniskus in der neun. Für ihn war ich der ganze Mensch.

Das Rechenbeispiel kann auch Ihre Station widerspiegeln. Ihnen fällt bestimmt sofort etwas ein, wenn ich frage: „Was finden Sie nicht gut bei Ihrer Arbeit?" Ich möchte Sie einladen, auch mal zu überlegen, was Ihnen an Ihrer Arbeit gefällt. Was macht Ihre Arbeit aus? Was finden Sie schön? Woran erfreuen Sie sich? Wenn Sie sich etwas Zeit nehmen, wird Ihnen einiges einfallen. Falls Sie keine Idee haben, warum Sie gerne zur Arbeit kommen, kann ich Ihnen raten, nochmals Abschn. 4.1 „Glückliche Menschen sind humorvoller" durchzulesen; besonders den Abschnitt „Love it – Change it – Leave it".

Mit den Rechenaufgaben kann auch ein Arbeitskollege gemeint sein. Die falsche Aufgabe symbolisiert den unzufriedenen, nörgelnden Kollegen: neue Kurvenblätter? Doof. Neues Mundpflegeset? Taugt nichts. Tariferhöhung? Bleibt am Ende sowieso nichts über. Woher ich diesen Kollegen kenne? Ihn gibt es überall. In jedem Krankenhaus werden Ihnen diese Menschen begegnen. Versuchen Sie jetzt, sich an die positiven Eigenschaften dieser Kollegen zu erinnern. Tauschen sie vielleicht gerne Dienste? Basteln sie jährlich den Adventskalender für alle anderen? An welche netten Situationen erinnern Sie sich? Was können diese Kollegen besonders gut? Die negativen Eigenschaften sollten allerdings nicht schöngeredet oder unter den Teppich gekehrt werden. Wenn es ein Problem gibt, muss man es offen ansprechen. Fazit: Der Fehler wird korrigiert, der Meniskus operiert, der platte Reifen wird gewechselt. Mit dem Unterschied, dass Sie **mehr** in dem Menschen sehen als nur den Fehler! Im Grunde spiegelt diese Sichtweise Ihre tägliche Arbeit mit Patienten wieder. Sie schauen im Dienst, welche Ressourcen der Patient hat. Was kann er selbständig übernehmen? Wo kann er helfen? Bewahren Sie sich diesen Blickwinkel für Ihre Mitmenschen.

Jetzt sind Sie dran!
Nehmen Sie sich Zeit, einen achtsamen Blick auf Ihr eigenes Wirken zu werfen. Beantworten Sie sich folgende Fragen:

- Wie nehmen Sie sich selbst wahr?
- Achten Sie auf die Signale Ihrer Mitmenschen?
- Wie gehen Sie mit gut gemeinten Tipps zu Ihrer Person um?
- Hören Sie zu, wenn Sie kritisiert werden?
- Wie ist Ihre Fähigkeit zur Selbstreflexion?
- Möchten Sie mit sich selbst zusammenarbeiten?
- Möchten Sie von sich eingearbeitet werden?
- Was haben Sie heute dazu beigetragen, dass es ein schöner Arbeitstag war?

Fragen über Fragen! Die Antworten finden Sie nur bei sich selbst. Gehen Sie achtsam mit sich um!

Hör' Dir mal beim Reden zu!

Wir alle reden bei der Arbeit, und wer von Ihnen mit Menschen zusammenarbeitet, redet dauernd. Wir machen Übergaben, besprechen die Abläufe, telefonieren, sind im ständigen Austausch mit den Patienten und unseren Kollegen. Hören Sie sich manchmal selbst zu, was Sie reden? Achten Sie darauf, wie bestimmte Redewendungen, die im Klinikalltag fast selbstverständlich sind, bei den Patienten ankommen? Erst wenn Sie beginnen zu hören, was Sie sagen, können Sie auch Einfluss darauf nehmen.

> **Beispiel**
>
> Ich brachte eine Patientin, eine ältere Dame, in die Röntgenabteilung. Sie war etwas klein und brauchte Unterstützung beim Gehen. Da fragte die Röntgenassistentin: „Soll ich Ihnen einen Tritt geben, oder kommen Sie so auf den Röntgentisch?" (Abb. 4.9) Zusätzlich sagte sie zu Ihrer Kollegin: „Ich mache erst das Bein hier in der zwei, dann können wir ja das Kind in der drei machen!" Ich stand sprachlos daneben und beruhigte die Patientin, dass hier keiner einen Tritt bekäme und nebenan auch keine Kinder gemacht würden.

Im Stationsalltag sagen wir häufig: „Ich gehe zur Klingel!" oder „Die zwei muss noch abführen." Wir äußern nicht: „Frau Vogel in der zwei klingelt und muss abführen." Wir sprechen über ein Zimmer und von der zu verrichtenden Notdurft. Wir sprechen über eine Sache, ohne den Menschen einzubeziehen, den es betrifft. Die Krönung ist, wenn Pflegende zu Patienten gehen und sagen: „So, Frau Vogel, **wir** müssen noch abführen!" („so" ist das häufigste Wort in der Pflege, achten sie mal darauf!) – dann also viel Spaß beim gemeinsamen Toilettengang.

Reden Sie miteinander – nicht übereinander!

„Du, neulich hat Kerstin gesagt, die Sabine meinte – aber das hast du nicht von mir –, dass ich den Verband bei Herrn Müller drei Tage nicht gewechselt habe!" Kommt Ihnen diese Unterhaltung bekannt vor? Haben Sie sich dabei

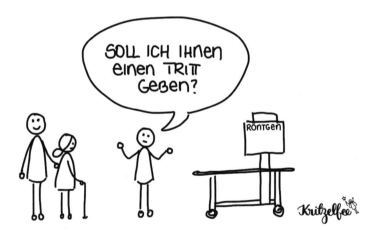

Abb. 4.9   Soll ich Ihnen einen Tritt geben? (Zeichnerin: Martje Kleinhans. Mit freundl. Genehmigung von Matthias Prehm)

auch schon ertappt? Ok, nicht schlimm. Ab heute können Sie aktiv etwas dagegen unternehmen. Reden Sie nicht mehr über Menschen, die nicht im Raum sind, und beherzigen Sie die überlieferte Geschichte „Die drei Siebe des Sokrates" (Briel 2017):

Sokrates bekommt Besuch von einem Bekannten. „Hör mal, Sokrates, weißt du eigentlich, dass dein Freund … ". „Warte!", unterbricht Sokrates seinen Gast. „Hast du das, was du mir sagen willst, durch die drei Siebe gesiebt?" Der Bekannte ist verwundert. „Drei Siebe?" „Ja", antwortet Sokrates. „Das erste ist das Sieb der **Wahrheit***. Hast du das, was du mir sagen willst, auf seine Wahrheit überprüft?" „Na ja, ich habe es nur gehört", räumt der Bekannte ein. „Aber … " „Das zweite Sieb ist das Sieb der* **Güte** *und des* **Guten***. Ist das, was du mir sagen willst, denn gut, wenn es schon nicht wahr ist?" Der Bekannte zögert: „Nein, eher im Gegenteil." Sokrates fährt fort. „Wenn es nicht wahr und nicht gut ist, ist es dann unbedingt notwendig, dass du es mir erzählst? Das dritte Sieb ist das Sieb der* **Notwendigkeit***." Nun ist der Bekannte bedrückt. „Notwendig ist es nicht unbedingt." „Also, mein Freund, wenn das, was du mir sagen willst, weder wahr, noch gut, noch notwendig ist, dann begrabe es bitte und belaste weder dich noch mich damit.*

Sicherlich ist dieses Prinzip nicht komplett auf alle Bereiche der Kommunikation anwendbar. Versuchen Sie, die einzelnen Siebe für Sie persönlich zu nutzen. Überlegen Sie vorher, ob das, was Sie erzählen möchten, auch wahr ist, ob es etwas Positives über denjenigen ist und warum es notwendig ist, dass der Andere diese Information erhält. So können Sie ganz leicht wertvolle Zeit sparen.

Bleiben Sie menschlich!

Das Menschliche, ja der Mensch an sich, wird im beruflichen Sprachgebrauch reduziert. Es kommt „die Aufnahme", es hat „das Röntgen" angerufen, „das Labor" hat die Werte durchgegeben und „der OP" fragt, wann wir den nächsten Patienten bringen. Gerade in einem Bereich, wo viel Wert auf Menschlichkeit und Empathie gelegt wird, ist der Mensch aus der Sprache verschwunden. Ist es vielleicht ein Schutz? Wenn ich seinen Namen nicht weiß, berührt mich sein Schicksal weniger? Ist es die Flut an Namen und Informationen? Ist es für uns einfacher? Glauben wir, dass wir Zeit sparen, wenn wir so reden? Oder machen wir es, weil es uns so vorgelebt wurde, seitdem wir in der Klinik arbeiten? Vielleicht ist es eine Mischung von allem. Dennoch benötigen Menschen, die in einer Klinik, einem Pflegeheim oder einem Hospiz betreut werden, neben den korrekten pflegerischen Handlungen immer etwas Menschlichkeit. Sie lassen sich besser beruhigen, fühlen sich gut betreut und sind leichter zu motivieren. Die kühlen Sprachgewohnheiten reduzieren den Faktor Mensch und nehmen uns das Schöne, Warme, Charmante, Behutsame und Achtsame, was diesen Beruf so menschlich werden lässt. Es gibt verschiedene Möglichkeiten, dem entgegenzuwirken:

- Sprechen Sie die zu betreuenden Menschen mit ihrem korrekten Namen an. Gerade bei ausländischen Patienten ist das nicht immer leicht. In diesem Fall bitten Sie um Hilfe und fragen nach: „Wie spreche ich Ihren Namen korrekt aus?" Namen aus anderen Kulturen haben häufig eine Bedeutung. Fragen Sie danach!
- Reduzieren Sie die Patienten nicht auf Ihre Diagnose, Alter oder Herkunft. Es liegt also nicht „der Opa" in der fünf oder „der Meniskus" in der neun. Der Schwede in der sieben hat Zucker? Nein, Herr Andersson in Zimmer sieben hat Diabetes!
- Sie könnten sagen: „Die Kollegin vom Röntgen hat angerufen." Dadurch erzeugen Sie beim Zuhörer, dass hier Menschen arbeiten und ein kollegiales Miteinander gepflegt wird.
- Versuchen Sie sich, wenn möglich, Persönliches von den Patienten zu merken. Welchen Beruf üben sie aus? Haben sie ein Haustier? Wer passt jetzt (wo sie im Krankenhaus sind) darauf auf?

Kommunizieren Sie professionell!
Neben dieser Wertschätzung drücken Sie mit Sprache auch Professionalität aus. Seit jeher brauchen wir den Giftschrankschlüssel, um Betäubungsmittel auszuschließen. Wir legen Patienten „kurz flach", wenn wir das Bett in eine waagerechte Position bringen. Wir „verkabeln" Menschen, wenn wir sie an den Überwachungsmonitor anschließen. Neben der fehlenden Menschlichkeit erzeugen wir durch diese unprofessionelle Kommunikation unter Umständen sogar Angst bei den Patienten.

In manchen Bereichen (z. B. vor einer OP) haben wir nur eine kurze Zeitspanne zum Kommunizieren. Sie können mit einer achtsamen, professionellen Kommunikation Ängste nehmen, Kompetenz vermitteln und Handlungsabläufe für alle Beteiligten klar verständlich machen.

Sie vermitteln Professionalität, indem Sie sich bei den Patienten und Angehörigen mit Namen und Berufsbezeichnung vorstellen. Vermeiden Sie Sätze wie: „Hallo, ich bin die Marlies und ich schaue heute nach Ihrem Vater." Der Angehörige weiß nun weder Ihre Profession noch Ihre Tätigkeit. Warum bieten Sie sofort das „Du" an? „Hallo, ich bin Frau Petersen, ich bin Gesundheits- und Krankenpflegerin und betreue Ihren Vater." Eventuell erläutern Sie Ihre Tätigkeit, die Sie gerade verrichten. Der Zuhörer bekommt so den Eindruck, dass Sie transparent arbeiten, und Sie vermitteln zusätzlich Souveränität.

Sprechen Sie lösungsorientiert

Sehr häufig sagen wir das, was wir nicht möchten, und sprechen von Problemen, die gar nicht da sind:

- „Viel Spaß im Schwimmbad, und komm nicht zu spät nach Hause!"
- „Ich halte Sie, damit Sie nicht fallen."
- „Hier ist Ihr Joghurt, aber kleckern Sie bitte nicht."
- „Ich ziehe Ihnen die Jacke über, damit Sie nicht frieren."

Die Probleme sind „fallen", „kleckern", „zu spät kommen" und „frieren". Versuchen Sie, lösungsorientiert zu formulieren:

- „Komm bitte pünktlich um sechs Uhr nach Hause."
- „Ich bin da und gebe Ihnen Halt."
- „Hier ist Ihr Joghurt, guten Appetit."
- „Ich ziehe Ihnen die Jacke an, damit Ihnen schön warm wird."

Sie können das alles sogar noch steigern:

- „Ich gebe Ihnen festen Halt."
- „Ich habe einen leckeren Joghurt für Sie."
- „Ich ziehe Ihnen die kuschelige Lieblingsjacke an."

Wenn Sie diese verbalisierten Emotionen verwenden, empfinden Sie Ihre Tätigkeit positiver. Ihre Ausstrahlung und Ihr Handeln werden sich verändern. Sie erzeugen positive Sprachbilder bei den Patienten und sprechen damit mehrere Sinne an. Vermeiden Sie in diesem Kontext Warum-Fragen. Sie sind selten lösungsorientiert. „Warum ist der Dienstplan noch nicht fertig?" Nutzen Sie: „Wann schaffst Du es, den Dienstplan zu schreiben?" Wenn der Plan vor Ihnen liegt, können Sie nach dem Grund der Verzögerung fragen. Es ist besser, erst nach Lösungen Ausschau zu halten und anschließend auf Fehlersuche zu gehen.

Dürfen oder müssen Sie?

Jeder von uns muss mehrmals am Tag müssen. Ein Werbeslogan lautet: „Damit Sie nachts weniger müssen müssen." Achten Sie im Alltag darauf, wie häufig das Wort „müssen" verwendet wird. Sie müssen zur Arbeit, die Patienten müssen sich hinlegen, müssen sich mehr bewegen und mehr trinken, sie müssen den Arzt fragen und den Blutzucker messen. Abends müssen Sie schlafen. Wenn mir jemand dauernd sagt, was ich alles muss, werde ich trotzig. Ich fühle mich genötigt und mache es nicht freiwillig. In mir regt sich

Widerstand, die Ablehnung nimmt zu, und wenn ich (als Patient) das äußere, bin ich nicht kooperativ. Der renitente Prehm schon wieder! Und dann? Schublade auf; den nervigen Prehm reingesteckt und hoffen, dass er bald entlassen wird. So schnell geht das! Ich gebe zu, diese Darstellung ist etwas provokant, aber nicht unrealistisch. Wie ist es mit Ihnen? Müssen oder dürfen Sie morgen zur Arbeit?

Zeit ist dehnbar

Wie oft sagen Sie zu den Patienten, dass Sie „gleich" kommen? Sie bitten um einen kleinen Moment und brauchen nur noch einen Augenblick. Sicherlich ist Ihre Intention primär richtig. Sie möchten Ihre Mitmenschen beruhigen. Wenn jedoch die Vorstellung von dieser sehr variablen Zeitspanne unterschiedlich ist, kommt es schnell zu Irritationen. Folglich sind die Menschen nicht mehr geduldig.

Versuchen Sie, Ihre Tätigkeiten zu beschreiben, statt einen Zeitraum zu nennen: „Ich messe noch bei Frau Sievers den Blutdruck, dann komme ich zu Ihnen."

Beispiel

In der Vergangenheit spielte sich zu Hause folgende Szene ab: Nach dem Essen fragte ich meinen Sohn, ob er das schmutzige Geschirr in die Spülmaschine einräumen würde. „Klar, mache ich gleich!" Nach einer Stunde kam ich in die Küche, und es sah aus wie vorher. Ich hakte irritiert nach: „Gleich ist vorbei! Wann wolltest du es machen?" Er antwortete: „Ach ja, wollte ich dir vorhin schon sagen. Im Geschirrspüler ist noch sauberes Geschirr! Ich konnte das Schmutzige noch nicht einräumen!" Ich hatte zwei Fehler in der Kommunikation mit unserem Pubertier gemacht: die Zeit zu präzisieren und den Arbeitsauftrag wasserdicht zu formulieren.

Die Sprachtrainerin Sandra Mantz sagt sehr treffend: „Professionalität in der Kommunikation beginnt erst dann, wenn Sie mit Menschen, die sich **schlecht** benehmen, **gut** kommunizieren können. Damit Sie das umsetzen können, genügt es nicht, viel über Kommunikation zu wissen. Das Können kommt mit dem Tun, das Tun mit dem Üben. So, wie Sie denken, so reden Sie. Wie Sie reden, so handeln Sie" (Mantz 2016).

Achtsamkeit und Humor

Es gibt viele kleine Schritte, die Sie unternehmen können, um Ihr persönliches Navigationsgerät zwischen den Ohren auf den Modus „Achtsamkeit" zu stellen. Wenn Sie beim Lesen festgestellt haben, dass Sie Vieles von dem

Beschriebenen umsetzen – herzlichen Glückwunsch! Falls Ihnen einige neue Aspekte aufgezeigt wurden, wünschen ich Ihnen, dass Sie bewusst und achtsam Ihre Kommunikation, Wahrnehmung und Selbstpflege gestalten.

Den Zusammenhang zum Humor möchte ich Ihnen anhand eines Beispiels verdeutlichen:

Beispiel

Wir hatten vor längerer Zeit einen Patienten Simon (Name geändert) mit einer Trisomie 21 (Down-Syndrom). Ich hatte Frühdienst und saß morgens mit meinen Kollegen im Dienstzimmer und hörte mir die Übergabe des Nachtdienstes an: „Ja und in Zimmer sechs liegt Simon. Er hat die ganze Nacht kein Auge zugemacht und war sehr unruhig. Tja, deswegen ist er heute Morgen ein bisschen down." Der Kollegin war zuerst gar nicht bewusst, was sie gesagt hatte. Als der erste Kollege seinen Kaffee vor Lachen fast verschüttet hatte, gab es bei allen kein Halten mehr.

Sehr wichtig ist hier zu erwähnen, dass wir nicht über den kleinen Simon und seine Behinderung gelacht haben. Die Gesamtsituation und der (ungewollte) Wortwitz ließ bei uns jedoch alle Dämme brechen. In der Kommunikation mit Angehörigen wäre eine solche Aussage selbstverständlich völlig unangebracht.

Es ist sehr wichtig, dass Sie Ihre „Humorsendefrequenz" auf die Antennen Ihres Adressaten eingestellt haben, um Humor nutzen können. Der Ball ist in Ihrem Feld – spielen Sie!

4.3 Mit Herz und Hirn

Genauso wie Glück, Achtsamkeit und Wertschätzung gehört auch ein empathisches Verhalten zu den Grundlagen für einen Humor auf Augenhöhe (Abb. 4.10). Ist Empathie wirklich lernbar? Kurze Antwort: Ja. Sie benötigen eine gesunde Selbstwahrnehmung, die Fähigkeit zur Selbstreflexion und die Bereitschaft, Ihr Verhalten weiterzuentwickeln. Je mehr Lebenserfahrung Sie haben, desto eher können Sie aus einem großen Fundus von Erinnerungen und Erlebnissen schöpfen. Je offener Sie für Ihre eigenen Emotionen sind und je bewusster Sie mit sich umgehen, desto eher können Sie die Gefühle anderer interpretieren.

Sie kommen mit einem freundlichen „Guten Morgen!" ins Patientenzimmer, und nach einer gewissen Zeit erkennen Sie an den Reaktionen Ihrer Bewohner oder Patienten, wie dieser Tag wird. Viele Pflegende kennen die offizielle Definition von Empathie nicht, die im Duden (2017) lautet: „Die Bereitschaft und Fähigkeit, sich in die Einstellungen anderer Menschen einzufühlen".

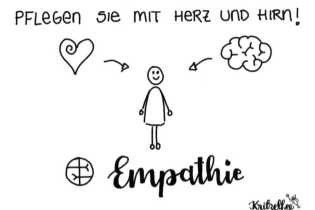

Abb. 4.10 Mit Herz und Hirn. (Zeichnerin: Martje Kleinhans. Mit freundl. Genehmigung von Matthias Prehm)

Dennoch leben Sie Empathie jeden Tag. Für sie ist es die Fähigkeit, sich in den anderen hineinzuversetzen, feinfühlig zu sein und sich einzulassen. Sie pflegen mit dem Gedanken: „Was würde ich wollen, wenn ich in dieser Situation wäre?"

Beispiel

Wie wichtig diese „Augenhöhe" ist, habe ich selbst erfahren: Wie bereits beschrieben, wurde ich vor drei Jahren am linken Meniskus operiert. Ich lag in einem Zwei-Bett-Zimmer, und mein Bettnachbar, Peter (Name geändert), von Beruf Maurer, war 60 Jahre alt und kam aus Mecklenburg-Vorpommern. Er hatte sich beide Beine gebrochen. Während ich einigermaßen mobil war, musste er das Bett hüten. Ich nutzte meinen Aufenthalt für umfangreiche Studien zur Kommunikation in der Klinik. Wir erlebten zwei verschiedene Arten der Visite. An einem Tag kam der Stationsarzt in unser Zimmer, lehnte sich an die Wand und sagte zu meinem Nachbarn: „Sie haben eine beidseitige Femurschaftfraktur." Er blickte dabei auf die Röntgenbilder, „ja, den Bruch konnten wir durch externe Fixation stabilisieren. Weiterhin Bettruhe, und wenn Sie Analgetika brauchen, einfach Bescheid sagen. Gegen Ihre Obstipation bekommen Sie schon Laxantien. Alles Gute." Zu mir gewandt sagte er mit einem knappen Nicken: „Na Herr Prehm, Redon läuft noch? Alles klar, bis morgen!" Und weg war er. Am Nachmittag kam Peters Ehefrau zu Besuch und fragte, was denn bei der Visite heute gesagt wurde. „Mit mir haben sie gar nicht gesprochen", war seine kurze, resignierte Antwort.

Am nächsten Tag war Oberarztvisite. Die ganze „weiße Wolke" flog herein, sozusagen Halbgötterdämmerung. Der Oberarzt griff sich einen Stuhl und setzte sich an das Kopfende zu Peter. „Nun sagen Sie mal, Herr Holz (Name geändert), wie geht es Ihnen?"

Daraufhin schilderte Peter mit seinen Worten die Situation und sprach von den Schmerzen, dem Hustenreiz und dass er seit fünf Tagen nicht mehr „aus der Hose" war. Beide mussten über diese Formulierung lachen. Bei den weiteren Visiten konnten sie folglich ihren gemeinsamen roten Faden wieder aufgreifen und waren schnell auf der gleichen Wellenlänge.

Der Oberarzt nahm sich zwei Minuten Zeit, begab sich auf Augenhöhe mit dem Patienten und las nicht von Röntgenbildern und Befunden ab. Nehmen Sie sich gerade zu Beginn des Kennenlernens, wenn möglich, etwas mehr Zeit mit Ihren Patienten. Im weiteren Verlauf des Aufenthaltes werden Sie davon profitieren. Sie haben statt distanzierter Hektik wieder Menschlichkeit und Fürsorge in den Vordergrund gestellt – die Basis für einen Umgang auf Augenhöhe.

Carpe Diem –Nutze den Tag!
Ihr Handeln sollte von einer empathischen Grundhaltung geprägt sein. Darauf aufbauend wird es Ihnen leichtfallen, mit Worten und Situationen zu spielen. Sie haben keine Scheu, mal um die Ecke zu denken und Ihren Mitmenschen zu erheitern. Sie können authentisch sein und müssen sich nicht verstellen, damit andere Sie lustig finden. Humor muss nicht immer der große Schenkelklopfer sein. Während Ihrer Arbeit nutzen Sie täglich Empathie und lassen so aus dem wackeligen Band der Beziehung eine belastbare und verlässliche Verbindung entstehen.

Ein besonderes Einfühlungsvermögen besitzen Sie, wenn Sie versuchen, mit den Augen des anderen zu sehen, mit seinen Ohren zu hören, mit dem Herzen zu verstehen oder in den Schuhen des anderen zu laufen. Diese Kompetenz können sie schulen und weiterentwickeln.

Gehen Sie respektvoll und tolerant mit Ihrem Gegenüber um. Zeigen Sie ehrliches Interesse und seien Sie aufmerksam. Hören sie zu, was der Mensch Ihnen zu sagen hat, und nehmen Sie für einen Moment Ihre persönlichen Bedürfnisse zurück. Seien Sie geduldig und nehmen Sie sich Zeit zu verstehen, was in der Person vorgeht. Gehen sie unvoreingenommen auf andere zu. Geben Sie Ihren Mitmenschen eine zweite Chance für den ersten Eindruck. Nur so kann ein Vertrauensverhältnis entstehen, und ein sympathisches Miteinander wird die Folge sein.

Wir arbeiten täglich mit Menschen, die sich in einer besonderen Ausnahmesituation befinden. Wenn Menschen krank sind oder sich um ihre kranken Angehörigen sorgen, verhalten sie sich anders als Gesunde. Sie erleben, dass Patienten in ihrer Hilflosigkeit manchmal zynisch werden, vielleicht arrogant und überkritisch. Dabei sind sie möglicherweise ungerecht, weinen, kämpfen und klagen. Machen Sie sich bewusst, dass diese Verhaltensweisen nichts mit Ihnen persönlich zu tun haben.

Diese Verhaltensweise beschränkt sich nicht nur auf den Stationsalltag. Im Team sollten Sie ebenfalls einen empathischen Umgang pflegen, damit die Zusammenarbeit leichter fällt. Was ist Ihren Kollegen wichtig? Was begeistert sie? Welche Hobbys haben sie? Wenn Sie sich für Ihre Kollegen interessieren, können Sie leichter Brücken bauen und Gemeinsamkeiten entdecken.

Ich möchte hier auf zwei spezielle Personengruppen eingehen, deren persönlicher Werkzeugkasten für die Bewältigung der täglichen Aufgaben zu einem großen Teil aus Empathie besteht: Zum einen sind es die Kollegen der stationären und ambulanten Palliativversorgung und zum anderen sind es die Klinikclowns – auf den ersten Blick vielleicht zwei Bereiche, die gegensätzlicher nicht sein können. Ich habe sehr häufig Mitarbeiter von Hospizen, ambulanten Hospizvereinen und Palliativeinrichtungen gefragt, wie es ihnen gelingt, mit Menschen, die sich am Lebensende befinden, humorvoll umzugehen. Ich erlebe diese Kollegen als äußerst sozialkompetent, und wir merken, dass die Zutaten für eine Sterbebegleitung und für Humor sehr ähnlich sind. Empathie ist dabei der Schlüssel. Hinzu kommen eine innere Ruhe und die Fähigkeit, sich selbst zurückzunehmen. Immer wieder wird von Situationen berichtet, in denen mit Patienten und Angehörigen geschmunzelt oder gelacht wurde. Es ist niemals ein „Muss", immer ein „Kann". Sie halten quasi die Tür zum Humor offen, der andere muss lediglich hineingehen.

Bei den Klinikclowns verhält es sich ähnlich. Frank Ladwig, Leiter der Rekreationstherapie im BG Klinikum Hamburg, und ich haben uns einein-halb Jahre dafür eingesetzt, dass die Hamburger Klinikclowns in unserer Klinik „Clownvisiten" durchführen. Sie glauben gar nicht, wie oft ich den Spruch gehört habe: „Wir haben hier schon Clowns, die Visiten machen!" Dabei lie-ßen wir uns nicht vom Weg abbringen, machten weiter und überzeugten inhaltlich. Die Clowns bringen wieder ein Stück Normalität in den tristen Alltag der Patienten zurück. Es dreht sich nicht alles ums Essen, Abführen, Diagnose, Prognose und Therapie. Sie werden daran erinnert, was es bedeutet zu lachen und die Welt um sich herum, wenigstens für einen Augenblick, zu vergessen. Wir haben alles versucht, und es hat sich gelohnt! Jetzt kommen alle 14 Tage zwei Clowns auf verschiedene Stationen und besuchen die Patienten. Nach einem halben Jahr fragte ich nach, wie die Erfahrungen des Pflegepersonals seien. Originalantwort: „Wenn die Clowns zehn Minuten im Patientenzimmer waren, können wir bis zu einer Woche viel effektiver mit den Patienten arbei-ten." Die Patienten seien für die Therapien zugänglicher, deutlich kooperativer und fassten wieder neuen Lebensmut.

4.4   Nicht gemeckert ist genug gelobt, oder?

Herzlichen Glückwunsch, das haben Sie toll gemacht! Wofür, fragen Sie sich? Sie haben das Buch bis hierher gelesen und ich hoffe, es gefällt Ihnen. Ich möchte mich auch bei Ihnen bedanken, dass Sie dieses Buch gekauft haben. Vielen Dank!

Wie fühlt es sich an, so unvorbereitet gelobt zu werden? Vielleicht zuerst etwas seltsam, beim zweiten Gedanken jedoch: „Das ist aber nett!" So ist es auch gemeint. Wertschätzung und Humor sind miteinander verbunden. Ich kann auf der einen Seite durch Humor meine Wertschätzung ausdrücken, umgekehrt ist die Wirkung ebenso.

Auf einer wertschätzenden Basis hat der hier beschriebene einladende Humor alle Möglichkeiten, sich zu entfalten.

Wertschätzung ist ein elementares Bedürfnis und richtig angewandt können Sie beruflich wie privat dem anderen Ihre Anerkennung ausdrücken. Im eigentlichen Wortsinn schätzen Sie die Werte des anderen. Wertschätzung ist eine innere Haltung. Sie drücken damit nicht nur die unmittelbar erbrachten Leistungen aus, sondern bringen Ihre Haltung gegenüber der Person zum Ausdruck.

> **Beispiel**
>
> Ich hatte Nachtdienst mit zwei Kollegen und einer Anästhesistin. Sie war neu auf unserer Station, und kurz nach Dienstbeginn kam Sie zu mir: „Matthias, kommst bitte mal mit in das Patientenzimmer?" „Oh je, ich bin doch gerade erst gekommen, was möchte sie bloß?", dachte ich. Im Zimmer sagte sie mit Blick zum analgosedierten und beatmeten Patienten: „Du bist schon 15 Jahre hier. Ich habe heute meinen zweiten Nachtdienst. Wie ist dein Eindruck vom Patienten? Können wir etwas verbessern?" Sie drückte mir ihre Wertschätzung dadurch aus, dass sie mich nach meiner Einschätzung fragte. In ihrem Werteverständnis war sie als Ärztin nur ein Teil des Ganzen. Für sie waren wir zusammen wichtige Mitglieder im Behandlungsteam.

Häufig werde ich gefragt, wie wir die Belastungen auf der Intensivstation für Schwerbrandverletzte aushalten. Die Antwort liegt größtenteils in dieser gelebten Grundhaltung. Was hat die Ärztin getan, damit ihre Wertschätzung genauso von mir verstanden wurde? Sie hat mich persönlich angesprochen und meinen Rat eingeholt. Dabei hat sie mich nicht unnatürlich in den Himmel gehoben, sondern konstruktiv Fakten dargelegt und die vorhandene Hierarchie (Arzt-Pflege) egalisiert. Wir waren auf Augenhöhe.

> **Beispiel**
>
> Während meines Zivildienstes bestand meine Hauptaufgabe darin, Patienten zu den Untersuchungen zu bringen und wieder abzuholen. Ich erlebte vom ersten Tag an stets freundliche Kollegen, denn sie waren froh, dass ich ihnen diese Tätigkeit abnahm. Den ganzen Tag hörte ich Sätze wie „Schön, dass Du da bist!", „Danke!" und „Prima, du bist eine große Hilfe!" Das führte dazu, dass ich hochmotiviert den Kollegen geholfen habe. Sie vermittelten mir das Gefühl, dass ich ihnen wichtig bin. Auf dieser wertschätzenden Basis war das Gesprächsklima entspannt, freundlich und locker. Dadurch dauerte es nicht lange, und wir machten bald die ersten Scherze miteinander.

Kennen Sie den Satz: „Nicht gemeckert ist gelobt genug!"? Leider ist dieses Verhalten weit verbreitet. Die Begründung lautet: „Warum soll ich jemanden loben, wenn er ganz normal seinen Job macht?" Ganz einfach: Weil es jedem guttut, wenn man etwas Positives gesagt bekommt. Das Wissen alleine über eine gute Leistung reicht bei weitem nicht aus. Erst wenn es verbalisiert wurde, wird es auch gehört. Gerade Menschen mit einem mangelnden Selbstwertgefühl oder Selbstbewusstsein werden mit Lob gestärkt. Lob alleine ist dabei nur eine wertschätzende Ausdrucksweise. Es gibt noch viele weitere Möglichkeiten.

Jetzt sind Sie dran!
So äußern Sie Wertschätzung im Alltag:

- Übertragen Sie Ihren Kollegen verantwortungsvolle Aufgaben. Sie zeigen damit: Ich traue Dir zu, dass Du der Aufgabe gewachsen bist.
- Hören Sie Ihrem Gegenüber zu.
- Merken Sie sich den Namen Ihres Gesprächspartners.
- Zeigen Sie ein ehrliches Interesse, fragen Sie nach.
- Lassen Sie den anderen ausreden.
- Freuen Sie sich offen über Erfolge anderer.
- Bewahren Sie einen höflichen Umgangston und Benimmregeln. Grüßen Sie, halten Sie Türen auf, schauen Sie Ihren Kollegen in die Augen, bedanken Sie sich.
- Seien Sie ehrlich und authentisch, verstellen Sie sich nicht.
- Fragen Sie andere nach deren Meinung.
- Nehmen Sie sich Zeit.
- Lassen Sie sich während des Gesprächs nicht ständig ablenken oder unterbrechen Sie nicht dauernd das Gespräch.
- Akzeptieren Sie auch andere Meinungen, respektieren Sie den Menschen.

Diese Auflistung ist sicher noch erweiterbar und erhebt nicht den Anspruch auf Vollständigkeit.

Die Bedenkenträger unter Ihnen könnten jetzt sagen:

- **Ich brauche keine Wertschätzung, ich bin selbstbewusst genug.** Es geht bei der Pflege eines wertschätzenden Umgangs nicht ausschließlich darum, das Selbstbewusstsein des Anderen zu stärken. Ebenso vermitteln Sie dadurch Akzeptanz und Toleranz.
- **Mich lobt hier keiner, dann mache ich das auch nicht.** Wenn alle so denken, wie kann sich dann die Gesprächskultur zum Besseren wenden? Gehen Sie mit gutem Beispiel voran! Bewahren Sie Ihre gute Kinderstube!
- **Wenn ich immer sage, wie toll meine Mitarbeiter sind, strengen sie sich nicht mehr an.** Dann arbeiten Sie an der Formulierung und an der Dosis Ihrer wertschätzenden Äußerungen. Seien Sie präzise in Ihren Aussagen und sagen Sie anstatt: „Ihr seid ein tolles Team!" „Ihr habt trotz Krankmeldungen das Wochenende sehr gut organisiert. Danke!"
- **Zu viel Lob ist auch nicht gut!** Stimmt, Wertschätzung lebt auch von der Dosis und ist dadurch sehr eng mit Ihrer Glaubwürdigkeit verbunden. Dauernde „Lobhudelei" wird schnell durchschaut.
- **Das Lob meint der Andere doch gar nicht so!** Dazu folgendes Beispiel:

> **Beispiel**
>
> In meiner Ausbildung habe ich erlebt, dass ein Chefarzt am 24. Dezember eine große Schale mit Süßigkeiten auf den Tisch stellte und uns eine schöne Weihnachtszeit wünschte. Nachdem er gegangen war, sagte eine Kollegin: „Die Schale kann er gleich wieder mitnehmen. Das ganze Jahr behandelt er uns von oben herab, und mit zwei Pralinen soll alles gut sein?"

Mit der Wertschätzung ist es genauso wie mit der Gewichtszunahme: Sie werden nicht zwischen Weihnachten und Silvester dick, sondern zwischen Silvester und Weihnachten. Wertschätzung funktioniert nicht mit einer Schale Süßigkeiten zu Weihnachten. Sie drückt sich in einer gelebten Haltung während des ganzen Jahres aus. Das Wertschätzen der Mitarbeiter muss täglich erfolgen und nicht nur zu den Festtagen.

Die Mitarbeiter des Gallup-Instituts befragen seit 2001 jährlich deutsche Arbeitnehmer branchenübergreifend nach ihrer emotionalen Bindung zum Arbeitgeber. Die Ergebnisse werden im „Engagement Index" veröffentlicht und sind über die Jahre ähnlich geblieben. Ungefähr 15 % der Mitarbeiter arbeiten mit Herz und Freude, ca. 70 % verrichten eher Dienst nach Vorschrift und die restlichen 15 % haben innerlich gekündigt (Gallup 2017).

Mit Wertschätzung steigern Sie die Motivation der Mitarbeiter und damit auch den Teamgeist. Wo ein intakter Teamgeist zu finden ist, steigt auch die Loyalität. In fast allen Kliniken gibt es zwei große Herausforderungen: neue Mitarbeiter zu finden und diejenigen zu behalten, die sie bereits haben. Unabhängig davon, ob Sie im Seniorenheim oder in einer Klinik arbeiten: Sie können sich, eine gewisse Flexibilität vorausgesetzt, Ihren Arbeitgeber fast aussuchen. Wo würden Sie den Job annehmen? Sicherlich dort, wo Sie wertschätzend behandelt und motiviert werden, wo Ihr Fachwissen im gesamten Behandlungsteam einen hohen Stellenwert hat und ein guter Teamgeist vorhanden ist.

Jetzt sind Sie dran!
Reflektieren Sie Ihr persönliches wertschätzendes Verhalten bei der Arbeit:

- Würden Sie sich nochmals auf Ihrer Station bewerben? Warum?
- Wie verhalten Sie sich wertschätzend im Alltag?

Geben Sie sich Noten von 0–10:

- Wie häufig (also 10) oder wie wenig (eher 0) loben Sie oder sagen etwas Nettes zu Ihren Kollegen?
- Wie oft erfahren Sie von Ihren Kollegen etwas Wertschätzendes?
- Wie oft wird Ihren von Ihren Vorgesetzten Anerkennung entgegengebracht?

Wenn Sie sich eine 8 geben, sind Sie gut aufgestellt. Selbst bei einer 3 ist noch nicht alles verloren. Vielleicht sagen Sie auch: „Ich glaube, ich bin bei einer 3, und das fühlt sich nicht gut an." Wenn Sie diesen Gedanken verinnerlichen, ist der erste Schritt getan.

Die Wahrnehmung, dass die Pflegedienstleitung oder Pflegedirektion sich wertschätzend dem Stationspersonal gegenüber geäußert hat, tendiert bei vielen Pflegekräften gegen null. Dabei sind die Aussagen umgekehrt ähnlich. Viele leitende Mitarbeiter äußern, dass sie sehr wenig Anerkennung oder positive Rückmeldung von ihren Mitarbeitern erhalten.

Während meiner Ausbildung sagte eine Kollegin: „Den Ton muss die Leitung abkönnen, dafür bekommt er ja mehr Geld!" Ich kann Ihnen ans Herz legen: Wertschätzung ist keine Einbahnstraße, sie beruht immer auf Gegenseitigkeit! Geld ist bestenfalls ein extrinsischer Motivationsfaktor.

Wertschätzung des Pflegeberufs

Der häufigste Grund, warum Pflegenden der Humor bei der Arbeit schwerfällt, ist die mangelnde Wertschätzung durch die anderen Berufsgruppen.

Auf einem Kongress hörte ich während eines Vortrages die Worte „…wir müssen dafür sorgen, dass es dem Frontpersonal gut geht!" (Abb. 4.11).

Der Controller einer Klinikkette sprach über Recruiting-Maßnahmen am ersten Arbeitsmarkt und Personalbindungskonzepte seiner Klinik. Nach dem Wort „Frontpersonal" war ich hellwach. Mein inneres „Ich" (ich nenne ihn seit Jahren Udo) rebellierte, begehrte auf und schrie mich an. Er hatte recht: Frontpersonal! Ich bin doch nicht im Krieg! Gegen wen muss ich kämpfen? Gegen die Zeit? Gegen die Patienten? Oder gegen die Ärzte? Am Ende sogar gegen meine eigenen Kollegen? Warum nicht gleich gegen das ganze System der Drei-Schicht-Belastung, genervten Kollegen, cholerischen Ärzte, unzufriedenen Patienten und Angehörigen?

Wie lange überleben Menschen an der Front? Keiner will verheizt werden. Wenn frisch examinierte Pflegekräfte auf einer Intensivstation als Lückenfüller eingesetzt werden, dann werden sie verheizt. Viele von uns möchten im Nachtdienst nicht mit 40 Patienten alleine gelassen werden.

Wie lange bleiben Kollegen unter den derzeitigen Bedingungen auf der Intensivstation? Vielleicht fünf Jahre, einige eventuell mehr. Und dann? Berufliche Neuorientierung? Familie gründen und als Halbtagsschwester zurückkommen. Ich glaube, schneller kann man kein Geld und Personal verbrennen. Die Controller in den Kliniken wundern sich! Pflegende wollen nicht jeden Tag für gutes Material kämpfen oder um genügend Zeit bei den Patienten. Sie möchten mit Würde pflegen, so wie sie ihre Eltern pflegen

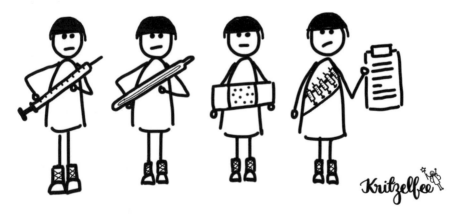

Abb. 4.11 Frontpersonal. (Zeichnerin. Martje Kleinhans. Mit freundl. Genehmigung von Matthias Prehm)

würden. Zu guter Letzt möchten sie nicht ständig um mehr Anerkennung des Berufsstandes kämpfen.

Agnes Karll (1868-1927), Gründerin der ersten Berufsorganisation für Pflegende, aus der der heutige Deutsche Berufsverband für Pflegeberufe (DBfK) hervorgegangen ist, hat einmal sehr treffend formuliert: „Aber wer soll uns denn für unseren Beruf aufbauen, wenn wir es nicht selbst tun. Wir haben kein Recht zu verlangen, dass es andere tun" (Bibliomed 2017). Seit wenigen Jahren geschieht ein Umdenken in die richtige Richtung. Die verschiedenen Berufsverbände (z. B. Deutscher Pflegerat, Deutsche Gesellschaft für Fachkrankenpflege und Funktionsdienste, DGF) fordern bessere Arbeitsbedingungen, mehr Personal und Bezahlung für die Pflegenden. Die erste Landespflegekammer in Rheinland-Pfalz ist politisch sehr engagiert, und es gab die erste Sitzung zur Gründung einer Bundespflegekammer. Ziele sind eine Selbstverwaltung, Tarifhoheit und eine starke, weil einheitliche Vertretung der Interessen aller Pflegenden. Sehr passend fand ich ein Plakat des DBfK: „Wir sind kein Kostenfaktor, sondern ein Leistungsfaktor. Pflege ist ein Erfolgsfaktor!"

Wie ist die Wahrnehmung der Pflege? In der Öffentlichkeit können wir beim Internet beginnen: Geben Sie einmal bei „Google Bilder" das Wort „Krankenschwester" ein. Passen Sie bitte auf, dass Sie nicht einen Computer bei der Arbeit nutzen und dass jeder im Raum über 18 ist. Ein Drittel der Bilder auf der ersten Seite haben einen fachlichen Bezug und wirklich etwas mit Klinik zu tun. Die anderen zwei Drittel vertreten eher einen anderen Berufsstand, oder wir finden sie beim Karneval wieder.

Vor einiger Zeit erlebte ich folgenden Wortwechsel: „Wo arbeitest du?" „Auf der Intensivstation für Schwerbrandverletzte" „Was? Hammer! **Musst** du da arbeiten?" Da sagte ich schmunzelnd: „Nein, aber mein Bewährungshelfer meinte, ich solle etwas mit Menschen machen. Das sei gut gegen meine Aggressionen!" Die zweite Variante auf diese unüberlegte Frage könnte lauten: „Ja, ich habe eine Wette verloren!" Dritte Idee: „Eigentlich repariere ich die Fahrstühle und bin nur unglücklich abgebogen!" Ich frage mich, ob diese Menschen bewusst registrieren, was sie da sagen?

Es gibt auch andere Reaktionen. Die deutsche Gesellschaft für Konsumforschung (GfK) hat 2016 in ihrem Bericht *Trust in Professions Report 2016* ermittelt, dass in Deutschland die helfenden Berufe das höchste Ansehen genießen. Auf den obersten drei Plätzen der vertrauensvollsten Berufe sind Feuerwehrleute (96 %), Sanitäter (96 %) und Krankenpflegepersonal (95 %) (GfK 2016).

Allerdings kann die Wahrnehmung der Pflege im Klinikalltag von dem zuvor Genannten komplett abweichen, was Folgende selbst erlebte Begebenheiten zeigen:

Weil die Wahrnehmung der Pflegenden von außen so unterschiedlich ist, brauchen wir ein eigenständiges und klares Bild von uns.

Dieses klare Bild und das erforderliche Selbstbewusstsein bekommen Sie, wenn Sie sich *selbst bewusst* sind. Je eindeutiger wir die Wichtigkeit unseres Potenzials erkennen, desto bewusster können wir den Alltag auf Station mit all seinen Herausforderungen und Erwartungen meistern. Seien Sie stolz darauf, mit Menschen arbeiten zu können! Wenn Ihnen jemand sagt: „Pflege? Das könnte ich nicht!", dann sagen Sie: „Stimmt, kann auch nicht jeder!" Abschließend habe ich ein paar schöne Statements für Menschen, die im Pflegeberuf arbeiten. Machen Sie sich bewusst, was Sie jeden Tag für Ihre Patienten verkörpern. Vielleicht finden Sie sich wieder:

Sie sind Lebensretter, Dolmetscher, Koch, Sänger, Tänzer, die starke Schulter, der tröstende Arm, ein Diplomat, ein organisatorisches Talent, manchmal auch Schauspieler oder Clown. Der wichtige Wachposten an der Schamgrenze. Der Leuchtturmwärter für den Überblick. Der Klebstoff für den täglichen Scherbenhaufen. Sie waren schon der Dompteur der Emotionen. Der Freund für den letzten Weg. Der Lotse im Sturm. Der Anwalt der Patienten. Das Spinnrad für den Geduldsfaden. Und ganz wichtig: Sie sind zeitweise auch der Concierge im Hotel zur weißen Haube.

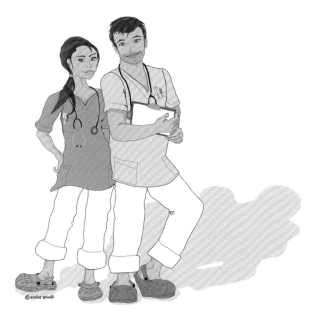

Abb. 4.12 Seien Sie stolz, Pflegende zu sein! (Zeichnerin: Hilke Theis. Mit freundl. Genehmigung von Matthias Prehm)

Beispiel

Ich bin ein weiteres Mal im Frühdienst auf einer Intensivstation. Es ist unruhig, erneut ein Dienst mit wenig Kollegen. Viele der Patienten sind kritisch instabil, überall alarmieren Beatmungsgeräte und Infusionspumpen. Ich habe einen Weiterbildungsteilnehmer in der Begleitung, und wir arbeiten alles nach und nach ab. Parallel wird bei den Ärzten schichtablösend die Übergabe durchgeführt. Drei Ärzte stehen vor einem Zimmer, da kommt prompt vom Oberarzt der erste Ruf den Flur entlang: „Hier piept was!" Ich denke: „Ja, schön, hier auch!" und arbeite weiter. Nach zwei Minuten (die drei stehen immer noch vor demselben Zimmer): „Hier piept was und hier ist ein roter Alarm!" Ich laufe zur Überwachung und sehe eine kleine, unscheinbare, rote 60/32 blinken. Voller Ironie denke ich: „Was mag das Piepen nur bedeuten? Und wer ist eigentlich dieser hektisch, rot-blinkende ‚Tachy' auf dem Monitor? Vielleicht der Bruder von ‚Brady', denn dieser Alarm blinkt jedenfalls ein Zimmer weiter. Es ist bestimmt nichts Schlimmes, es stehen ja drei Ärzte vor der Tür!!" Ok, Ironie aus! Ich mache es kurz: Der erste Alarm zeigte an, dass die Trägerlösung für das Katecholamin durchgelaufen war, und zwei Minuten später war der abfallende Blutdruck bei 60/32! Rückblickend war ich gerade gut genug, um Wasser zu reichen, jetzt musste ich den Ärzten Intensivtherapie abnehmen. Wo war da eigentlich die teamübergreifende Zusammenarbeit?

Dies alles verkörpern Sie mal mehr, mal weniger bei Ihrer Arbeit, für Menschen, die Ihre Hilfe benötigen. Sie können sehr stolz darauf sein, diesen Beruf ergriffen zu haben (Abb. 4.12). Das kann wirklich nicht jeder!

Mit diesem Selbstbewusstsein können Sie sich als gleichberechtigte Berufsgruppe im Behandlungsteam etablieren. Dann hat auch Humor wieder eine gute Chance, Ihren Arbeitsalltag zu erleichtern.

Literatur

Zitierte Literatur

Csikszentmihaly M (2001) Lebe gut. dtv Verlag, München

Bibliomed – Medizinische Verlagsgesellschaft mbH (2017) Agnes-Karll-Zitate: Unsere Top 10! https://www.bibliomed-pflege.de/alle-news/detailansicht/32318-agnes-karll-zitate-unsere-top-10/. Zugegriffen: 10.11.2017

Hills P, Argyle M (2002) The Oxford Happiness Questionnaire: a compact scale for the measurement of psychological well-being The Oxford Happiness Project, School of Psychology, Oxford Brookes University, Headington Campus, Gipsy Lane, Oxford OX3 0BP, UK, Personality and Individual Differences 33 (2002) 1073–1082, The Oxford Happiness Questionnaire: http://www.louisianaparadox.com/wp-content/uploads/2011/01/Hills-Argyle-2002.pdf. Zugegriffen: 10.11.2017

Borde D (2017) Glücklich sein – Der Oxford-Happiness-Test. https://www.sozialdy-namik.at/coaching/du-selbst/glucklich-sein-der-oxford-happiness-test. Zugegriffen: 10.11.2017

Briel Pv (2017) Drei Siebe. Karl-Leisner-Jugend. http://www.k-l-j.de/KGeschichte_7.htm. Zugegriffen: 10.11.2017

Duden (2017) Empathie. https://www.duden.de/suchen/dudenonline/empathie. Zugegriffen: 01.10.2017

Francazi (2017) Zitate zum Nachdenken. Dalai Lama Zitate. https://zitatezumnach-denken.com/dalai-lama. Zugegriffen: 01.10.2017

Gallup (2017). Engagement Index Deutschland. http://www.gallup.de/183104/engagement-index-deutschland.aspx. Zugegriffen: 10.11.2017

GfK (2016) GfK Verein. Trust in Professions Report 2016. http://www.gfk.com/de/insights/press-release/gfk-verein-trust-in-professions-report-2016/. Zugegriffen: 10.11.2017

Hirschhausen E von (2011) Glück kommt selten allein. Rowohlt Verlag GmbH, Reinbek bei Hamburg

Mantz S (2016) Kommunizieren in der Pflege. Kohlhammer Verlag, Stuttgart

Weiterführende Links

www.glueck-kommt-selten-allein.de

5

Resilienz und Humor

Im Bereich der Ingenieurwissenschaften wird Resilienz als Fähigkeit eines technischen Systems bezeichnet, das bei einem Teilausfall nicht vollständig versagt. Ursprünglich kommt die Bezeichnung aus der Physik und beschreibt die Fähigkeit eines Materials, nach einer elastischen Verformung in den Ausgangszustand zurückzukehren. Häufig wird hier der Schwamm als Beispiel genannt. Sie nehmen einen Schwamm aus der Küche, kneten und drücken ihn. Nach einer kurzen Zeit nimmt der Schwamm seine alte Form wieder an. In der Botanik findet man diese Eigenschaft z. B beim Bambus. Die Pflanze wächst schnell und aufrecht. Kommt jedoch ein Sturm, hat sie die Fähigkeit, sich im Sturm zu wiegen und den Gegebenheiten anzupassen. Nach dem Unwetter richtet sich der Bambus wieder auf und kehrt zu seiner alten Form zurück.

Diese Fähigkeiten sind auf die menschliche Psyche übertragbar. Daher wird in der Psychologie der Begriff „Resilienz" als psychische Widerstandsfähigkeit bezeichnet. Es gibt demnach verschiedene Faktoren, die Ihnen helfen, schneller eine kritische Situation zu überstehen und daraus gestärkt hervorzugehen. Wegweisend für die Entwicklung des Resilienz-Konzepts sind Viktor Frankl und Emmy Werner. Der österreichische Psychologe Professor Viktor Frankl wurde 1942 gemeinsam mit seiner Ehefrau und seinen Eltern in das Konzentrationslager Theresienstadt deportiert. In den folgenden drei Jahren starb seine gesamte Familie, und es folgten für ihn Lageraufenthalte in Dachau und Ausschwitz. Nach seiner Befreiung beschrieb er seine Erfahrungen in dem Buch *…trotzdem Ja zum Leben sagen. Ein Psychologe erlebt das Konzentrationslager* (Frankl 2009). Er schildert in eindrucksvoller Weise,

© Springer-Verlag GmbH Deutschland 2018
M. Prehm, *Pflege deinen Humor*, https://doi.org/10.1007/978-3-662-56080-8_5

welchen Einfluss die menschliche Psyche auf das Überleben unter grausamen Umständen hat. Die Psychologin Emmy Werner hat im Rahmen einer Forschungsarbeit alle im Jahr 1955 auf der Insel Kauai (gehört zum Hawaii-Archipel) geborenen Kinder mehr als 40 Jahre lang begleitet und untersucht. Sie erhob die Ausgangssituationen bei der Geburt der Kinder (familiäre Umstände, Bildungsstand der Eltern, Beruf, Lebensumstände) und hielt zu sechs weiteren Zeitpunkten die Entwicklung der Kinder fest. Insgesamt erfasste sie 698 Kinder, davon waren 201 einem erhöhten Entwicklungsrisiko ausgesetzt, bedingt durch Elternarmut, Komplikationen bei der Geburt, weil kein harmonisches Familienleben existierte etc. Besonderes Augenmerk lag auf dieser Risikogruppe. Das Resultat war, dass ca. zwei Drittel der Kinder dem Lebensstil ihrer Eltern folgten. Sie verließen vorzeitig die Schule, wurden kriminell oder bereits als Teenager schwanger. Die verbliebenen 71 Kinder der Risikogruppe allerdings entwickelten sich zu glücklichen, optimistischen und erfolgreichen Menschen (Werner 2001). Das zeigt, dass Menschen, die unter vergleichbaren Umständen aufwachsen, es schaffen können, durch unterschiedliche Persönlichkeitsmerkmale eine andere Entwicklung zu nehmen.

Gerade im Gesundheitswesen stehen die Beschäftigten unter erheblichem psychosozialem Belastungsdruck. Die Gründe dafür sind unter anderem im Fachkräftemangel und in der zunehmenden Arbeitsverdichtung zu finden. Mitarbeiter im Gesundheitswesen können sich immer seltener mit ausreichend Zeit würdevoll um die Patienten kümmern. Resilienz kann weiterentwickelt werden, und jeder von Ihnen hat die Fähigkeit, mit Rückschlägen und Alltagsstress umzugehen. In jedem Alter ist es möglich, die eigene psychische Widerstandsfähigkeit zu stärken. Dazu ist es wichtig, seine Ressourcen zu kennen und auf diese in Krisenzeiten zurückzugreifen. Zudem ist es möglich, dass Sie Ihre Ressourcen weiterentwickeln und verschiedene Verhaltensweisen schulen.

Sie können also Resilienz zum einen als wichtige Strategie nutzen, um die täglichen Widrigkeiten zu überwinden, und zum anderen unterstützen Sie als Pflegende die Patienten im Umgang mit ihrer Erkrankung. Das Vertrauen in die eigenen Stärken, auch belastende Erlebnisse zu bewältigen, wird getragen durch die sieben Säulen der Resilienz (Rampe 2010). Sie stehen gleichwertig nebeneinander und bedingen sich gegenseitig.

Die sieben Säulen der Resilienz sind:

- Optimismus
- Verlassen der Opferrolle
- Akzeptanz

- Lösungsorientierung
- Verantwortung
- Zukunftsplanung
- Netzwerkorientierung

In Kap. 1, „Warum Humor so wichtig ist", habe ich das Beispiel erwähnt, als ich einen Frühdienst in Unterbesetzung bewältigen musste. Ich möchte Ihnen die Bedeutung von Resilienz für Sie im Alltag anhand dieses Beispiels veranschaulichen. Kurz zusammengefasst: Sie kommen zum Dienst, die Station ist voll belegt, Sie haben sehr viel zu tun und erfahren, dass zwei von fünf Kollegen krank sind. Das ist leider der Alltag, und Sie brauchen ein Konzept, um diesen Tag zu überstehen und sich die Motivation für die kommende Zeit zu bewahren.

Das Erlernen und Anwenden von Resilienzfaktoren kann helfen, mit den Belastungen im Alltag besser umzugehen.

Resilienzfaktor 1: Optimismus

Wenn es Ihnen gelingt, eine innere Haltung der Zuversicht einzunehmen, so beeinflusst dies in hohem Maße Ihr Befinden in stressigen Situationen. Diese Zuversicht als Haltung erwächst aus der Einsicht und der Erfahrung, die Sie gemacht haben, dass am Ende einer schwierigen Phase wieder positive Aspekte zu finden sind. Sie haben in Ihrem Berufsleben bereits viele Dienste in Unterbesetzung geschafft. Auf diese positiven Erkenntnisse können Sie bewusst im Bedarfsfall zurückgreifen. Häufig haben wir gesagt: „Weißt du noch, Silvester? Wenn wir das geschafft haben, kriegen wir das heute auch gebacken!" Diese Einstellung unterscheidet sich elementar vom Zwangsoptimismus. „Das Wasser steht mir bis zum Hals, jetzt bloß nicht den Kopf hängen lassen!", sagt aus, dass mir nichts anderes übrigbleibt, als Hoffnung auf Besserung zu haben. Beim Besinnen auf die bisherigen Leistungen wächst aus Stolz und Zuversicht der resiliente Optimismus, die Herausforderungen anzunehmen. Diese Einstellung wird schon in der Kindheit geprägt. Wenn ich im Elternhaus erlebe, dass Fehler und Missgeschicke nichts Negatives sind, sondern Gelegenheiten, um daraus zu lernen, dann fällt es mir leichter, auf diese Ressource im Bedarfsfall zurückzugreifen. Nutzen Sie Optimismus als grundlegende Haltung zum Leben und verharren Sie nicht in Niedergeschlagenheit und Selbstmitleid. Das bedeutet, dass Humor nicht nur den Optimismus fördert, es zeigt eher, dass Sie grundlegend optimistisch sind. Optimistische Menschen sind davon überzeugt, dass sie durch ihr eigenes Verhalten Situationen verändern können. Sie sind der Auffassung, dass sie ihr Schicksal selbst in den Händen halten. Bezugnehmend auf das beschriebene Beispiel des

Dienstes in Unterbesetzung, zeigte sich unser realistischer Optimismus, als wir uns sagten: „1. Wir haben schon ganz andere Situationen gemeistert. 2. Gemeinsam werden wir die Aufgaben bewältigen. 3. Nach der Übergabe heute Mittag belohnen wir uns mit einem Eis!" Wir haben wieder agiert, statt zu reagieren. Ein humorvolles Übertreiben und eine spielerische Verschlimmerung der Situation hatten in dieser Situation den entscheidenden Perspektivwechsel gebracht.

Resilienzfaktor 2: Verlassen der Opferrolle
Kennen Sie Menschen, die häufig ihre Umwelt für die momentane Situation verantwortlich machen? Es sind immer die anderen schuld: „Der Dienst war so anstrengend, Herr Müller hat die ganze Zeit geklingelt! Hätten wir mehr Personal, wäre alles besser."

Beispiel

Während meiner Ausbildung erlebte ich eine kuriose Unterhaltung. Ich kam zum Nachtdienst nach zwei Wochen Blockunterricht in der Pflegeschule. Als ich fragte, was es denn Neues gebe, bekam ich zur Antwort: „Wir kriegen hier fünf neue Planstellen." Ich war überrascht: „Wie bitte? Fünf komplett neue Vollzeitstellen? Das ist ja super!" So super fanden das die damaligen Kollegen nicht! Die erste Reaktion war: „Findest du? Fünf neue Kollegen auf einmal! Wer soll die denn alle einarbeiten? Einer oder zwei hätten ja auch gereicht!" Die zweite Meinung war genauso kurios: „Weißt du, was passiert, wenn die Neuen da sind? Dann bin ich wieder die Erste, die überall einspringen darf!" Ich war sprachlos. Da präsentierte man ihnen quasi auf dem Silbertablett das, was sich alle im Gesundheitswesen wünschen, und trotzdem wurde gemeckert. Im Nachhinein wurde mir bewusst, dass diesen Menschen ihr Jammersofa weggenommen wurde. Es war doch so schön bequem auf diesem Sofa (Abb. 5.1). Die Welt war schlecht. Sie hatten daran keine Schuld, und gemeinsam jammert es sich immer am schönsten. Alle hatten Verständnis für ihre Situation, und es war sonnenklar: Wer in so einem Beruf arbeitet, der hat es schwer, sehr schwer. Jeder hat ihnen zugehört, sie bekamen Trost, auch Anerkennung („Dass du da überhaupt arbeiten kannst, Wahnsinn!") und Aufmerksamkeit („Wie ist es jetzt bei deiner Arbeit?" „Ach hör' bloß auf! Es wird immer schlimmer! Da kannst du dich abrackern, bist du tot umfällst, das interessiert die da oben doch nicht!"). Tja, und jetzt standen plötzlich die Möbelpacker vor der Tür und wollten das Jammersofa abholen! Katastrophe!

„Jammersofasitzer" sagen häufig: „Ja, aber...". Wenn Sie ihnen eine Lösung für ihr Problem anbieten, haben sie schnell eine Begründung, warum genau diese Lösung niemals funktionieren wird! Es kann durchaus sein, dass inhaltlich durchaus einige Sachen bei Ihrer Arbeit nicht in Ordnung sind. Es gibt in jedem Team, auf jeder Station Baustellen, wo viel gearbeitet werden muss,

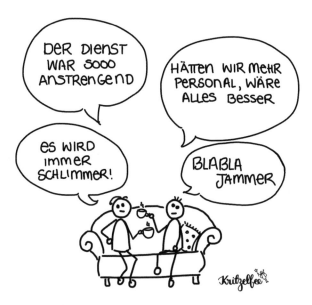

Abb. 5.1 Jammersofa. (Zeichnerin: Martje Kleinhans. Mit freundl. Genehmigung von Matthias Prehm)

damit die Beteiligten in einem zufriedenen Umfeld arbeiten. Fazit ist: Wenn Sie sich über etwas ärgern, dann konstruktiv. Ärgern Sie sich, damit Sie etwas in Zukunft verändern und der Anlass des Ärgernisses verschwindet. Regen Sie zu anderen Lösungen an und unterbreiten Sie Alternativvorschläge. Versuchen Sie etwas an der Situation, den Begebenheiten oder dem sozialen Miteinander zu ändern. So gestalten Sie Ihr Umfeld aktiv und sind nicht fremdgesteuert. Besinnen Sie sich auf Ihre Stärken und interpretieren Sie die Realität angemessen.

Das Verlassen der Opferrolle ist für die Bewältigung von Krisen und die Stärkung der Resilienz unabdingbar. Sie sind dann handlungsfähig, wenn Sie sich selbst als Handelnder sehen. Sie liegen dann nicht mehr „wie ein Maikäfer auf dem Rücken" und sind handlungsunfähig. Das Bündnis „Pflege am Boden" liefert in meinen Augen ein klares Beispiel für diese Opferrolle. Um auf die Missstände im Gesundheitswesen aufmerksam zu machen, ruft dieses Bündnis dazu auf, dass sich Pflegende auf öffentlichen Plätzen (z. B. Hamburger Rathaus, Brandenburger Tor) auf den Boden legen. Stehen Sie auf! Wie können Sie erwarten, dass mit Ihnen auf Augenhöhe diskutiert wird, während Sie auf dem Boden liegen? Setzen Sie sich für Ihre Rechte ein! Aufrecht bekommen Sie eine neue Sichtweise, vielleicht können Sie dann Ihre Situation besser überblicken.

Resilienzfaktor 3: Akzeptanz

Stellen Sie sich bitte vor, dass in jeder Alltagssituation, die Sie erleben, auf Ihrer Schulter ein Engel und ein Teufel sitzen (Abb. 5.2). Der Teufel sagt bei einer Krankmeldung eines Kollegen Sätze wie: „War ja klar, dass Rasmus sich krankmeldet!“, „Der hat ständig was!“, „Jetzt kannst Du seine Arbeit machen!“, „Wer weiß, vielleicht hat er ja gar nichts“, „Warum wurde denn keiner angerufen, der einspringen kann?“, „Warum habe ich Dienst, wenn jemand fehlt?“ Diese Fragen und Zweifel kennen Sie vielleicht, jedoch führen sie selten zu einer Lösung. Falls Sie die hohe Erwartung haben, immer perfekte Bedingungen bei der Arbeit vorzufinden und stets mit gut gelaunten Kollegen zu arbeiten, dann werden Sie schnell enttäuscht. Der Perfektionismus ist nicht die Realität, und je eher Sie eigene Fehler und die der anderen akzeptieren, desto schneller kommt der Engel auf der anderen Schulter zu Wort: „Jetzt warte die Übergabe ab, vielleicht kommt noch jemand zum Zwischendienst“, „Wir besprechen uns mit den Ärzten und finden eine Lösung“, „Zusammen schaffen wir das schon.“

Beim Perfektionismus hingegen haben Sie sehr hohe Erwartungen an sich und an Ihre Mitmenschen. Sie stecken sich stets hohe Ziele. Diese Grundeinstellung ist zunächst sehr positiv. Werden diese hohen Erwartungen jedoch nicht erfüllt, stellt sich Unzufriedenheit ein. Diese sorgt wiederum für Spannungen im Team. In solcher Gemütslage ist man selten in der Verfassung, Kritik ruhig und sachlich vorzubringen. Dann hat es Ihr Sinn für Humor auch schwer, die bitter nötige Entlastung zu schaffen.

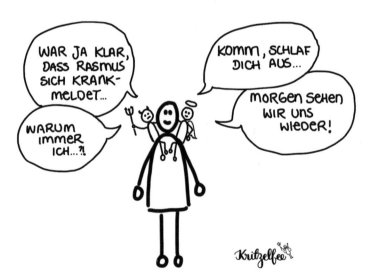

Abb. 5.2 Engel-Teufel-Schulter. (Zeichnerin: Martje Kleinhans. Mit freundl. Genehmigung von Matthias Prehm)

Jetzt sind Sie dran!

So lernen Sie Akzeptanz:

- Haben Sie realistische Erwartungen an Ihre Umwelt.
- Vermeiden Sie Vorurteile.
- Ärgern Sie sich zwei Minuten, nicht länger.
- Aus einer negativen Erfahrung kann manchmal etwas Positives entstehen. Suchen Sie bewusst danach.
- Öffnen Sie sich Neuem und seien Sie aufgeschlossen.
- Haben Sie eine Bereitschaft zur Veränderung.
- Seien Sie flexibel.
- Entwickeln Sie eine positive Grundeinstellung zu Ihren Mitmenschen.

Wie wertvoll die Akzeptanz im Alltag sein kann, verdeutlicht das folgende Beispiel.

> **Beispiel**
>
> Ich kam auf Station und übernahm ein Patientenzimmer vom Nachtdienst. Der Kollege sagte: „Die Nacht war ruhig, und es gab nichts Besonderes." Im Zimmer sieht es jedoch aus wie nach einem Erdbeben. Es wurden keine Medikamente verabreicht, und seit fünf Stunden wurden die Patienten nicht mehr neu positioniert. Ich war sichtlich schockiert, sagte aber nichts. Meine realistische Erwartung ist hier eine gute und würdevolle Patientenversorgung, die nicht erfüllt wurde. Der imaginäre Engel auf meiner Schulter könnte flüstern: „Heute war nicht dein Tag. Komm', schlaf dich erst mal aus, und morgen sehen wir uns wieder!", „Kannst Du mir helfen, Herrn Schmidt in eine bequeme Position zu bringen?", „Würdest Du noch die Medikamente für heute Morgen stellen, ich gehe schon mal in das Zimmer."
>
> Später könnten Sie nach den Gründen fragen, warum die Arbeitsroutine nicht erledigt wurde. Akzeptanz bedeutet nicht, die Missstände und Fehler anderer klaglos hinzunehmen. Auch hier sollten Sie sachlich Ihre realistischen Erwartungen klarstellen und den Kollegen auf seine Arbeitsweise ansprechen.

Die radikale Akzeptanz einer Situation ist der Schlüssel dafür, Ihre Emotionen bewusst zu kontrollieren. So steigern Sie sich nicht in Wut und Ärger hinein. Emotionskontrolle können Sie üben. Es beginnt damit, dass Sie in einer schwierigen Situation bewusst tief durchatmen und sich fragen: Ist es tatsächlich ein Problem? Was genau ist das Problem, und habe ich alle Informationen darüber? Versuchen Sie dann das Problem in Worte zu fassen und denken Sie an Lösungsmöglichkeiten.

Sie können diese Akzeptanz durch Emotionskontrolle sofort im Alltag üben: Sie ärgern sich über das Wetter? Erinnern Sie sich an die einfache

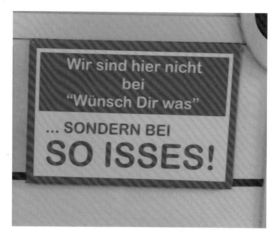

Abb. 5.3 So isses (Mit freundl. Genehmigung von Matthias Prehm)

Bauernregel: „Kräht der Hahn auf dem Mist, ändert sich das Wetter oder es bleibt wie es ist!"

An unserer Tafel auf Station zeigt dieser Magnet (Abb. 5.3) jedem, wie gelebte Akzeptanz funktioniert! In vielen meiner Beispiele wurde deutlich: Erst durch das Akzeptieren der Ist-Situation kamen wir in den Lösungsmodus, dann hatte auch eine humorvolle Bemerkung einen Perspektivwechsel gebracht. Wir erkannten: Es ist, wie es ist, und nur wir können unsere Einstellung verändern. Also machten wir das Beste daraus und hielten nach Lösungen Ausschau.

Resilienzfaktor 4: Lösungsorientierung

Wenn Ihnen die Emotionskontrolle gelungen ist, können Sie Ihre Ressourcen nutzen, um Lösungen zu finden. Behalten Sie hierbei Ihr eigentliches Ziel im Auge. Häufig gelingt die Verbesserung einer Situation durch kleine Maßnahmen. Stecken Sie sich kleine, erreichbare Ziele, dann haben Sie häufige Erfolgserlebnisse. In unserem Beispiel „Dienst in Unterbesetzung" waren es der Optimismus, den Tag gemeinsam zu schaffen, der freundliche Umgangston, das humorvolle Miteinander, die Prioritätensetzung und die Gewissheit, diesem Tag gewachsen zu sein. Jeder Punkt für sich bringt noch nicht die Lösung, aber zusammengenommen gelang es uns, den Überblick zu behalten. Es war wichtig, dass uns die Wellen des Alltages nicht mitreißen. Wir blieben stattdessen aufrecht und souverän. Uns gelang es, die Energie auf die Lösung zu lenken. Fragen Sie sich: „Was kann ich tun (können wir tun), um die Situation zu verbessern?". Öffnen Sie sich gedanklich neuen Möglichkeiten. Beziehen Sie die anderen Berufsgruppen in Ihre Lösungsfindung ein. In unserem Fall hatten

wir die Patientenmobilisation gemeinsam mit der Physiotherapeutin durchgeführt, und bei den Verbandswechseln unterstützten uns die Chirurgen.

Jetzt könnten Sie sagen: „Ja, bei euch klappt das vielleicht, bei uns wäre so
etwas undenkbar!" Haben Sie es mal versucht? Wenn Sie nie etwas anders
machen, werden Sie immer das Gleiche erreichen. Hadern und Zweifeln verhindern eine Bewältigung. Die Situationen bei der Arbeit sind da nur beispielhaft. Sie können diesen Ansatz auf alle Lebensbereiche anwenden.

Humor kann uns dabei helfen, festgefahrene Gedankenstrukturen und
Denkmuster in Frage zu stellen. So fördern Sie die Eigeninitiative und
Kreativität beim Entdecken und Erproben neuer Lösungsmodelle. Nutzen Sie
diesen Ansatz für sich und für Ihre Kollegen:

Sie erhalten einen Anruf und Ihnen wird ein Problem geschildert. Anstatt
sofort eine Lösung zu präsentieren, fragen Sie Ihren Gesprächspartner:
„Welche zwei Lösungsmöglichkeiten hast Du Dir überlegt?" Falls die Antwort
ist: „Ich habe keine Lösung", antworten Sie: „Gut, dann mach' Dir bitte
Gedanken und rufe mich in zehn Minuten wieder an!"

Was zunächst etwas provokant klingt, ist die Fokussierung auf die
Selbstverantwortung und Lösungsorientierung.

In dem Buch *Resilienz – Die unentdeckte Fähigkeit der wirklich Erfolgreichen*
(Mourlane 2013) werden Sie den Begriff „Zielorientierung" finden. In meinen Augen passt dieser hier sehr gut. Behalten Sie das Ziel im Auge. Was
möchten Sie erreichen? In unserem Fall wollten wir die Patienten trotz der
Umstände gut versorgen, Sicherheit und eine würdevolle Pflege gewährleis-
ten. Diesen Zielen hatten wir alles untergeordnet.

Resilienzfaktor 5: Verantwortung übernehmen

Sie übernehmen dann Verantwortung für Ihr Tun, wenn Sie sich Ihre
Handlungen bewusst machen und die daraus resultierenden Konsequenzen
tragen. Das bedeutet gleichzeitig, dass Sie aktiv werden und Ihr Leben, Ihre
Beziehungen und Ihren Alltag selber gestalten.

> **Beispiel**
>
> Mein Sohn kommt mit einer Fünf in Mathe nach Hause. Jeder von Ihnen, der
> Kinder hat, kennt die folgenden Sätze: „Die Arbeit ist richtig schlecht ausgefal-
> len!", „Von den Fünfen habe ich noch eine von den besseren, quasi eine Fünf
> plus!", „Der Lehrer redet sehr leise!" und „Das hatten wir gar nicht im
> Unterricht!". Solange mein Sohn das alles glaubt, wird er in Mathematik nie
> besser werden. Nach seiner Darstellung hat er alles Menschenmögliche getan,
> um eine gute Arbeit zu schreiben. Und sooo schlecht war sie nicht, fast eine Vier.

> Als er zwei Tage später passend zu der Note die Hausaufgaben nicht gemacht hatte, versuchten meine Frau und ich eine paradoxe Intervention. Wir forderten das Gegenteil von dem, was wir eigentlich erreichen wollten. Nach dem Essen wurde uns eine kostenlose Wochenzeitung zugestellt, und ich sagte zu meinem Sohn: „Du brauchst dich in der Schule nicht mehr anstrengen und Hausaufgaben machen. Nach diesem Halbjahr kannst du die Schule beenden. Ich könnte den Zeitungsausträger fragen, ob du seinen Job haben kannst. Überlege mal: für viermal Austragen im Monat bekommst du 120 Euro! Das ist doch cool!" Unser Sohn äußerte verständnislos: „Aber Papa, ich möchte Abitur machen!" Im nächsten Zeugnis hatte er sich in sieben Fächern um eine Note verbessert, vielleicht hat unser Gespräch etwas Entscheidendes dazu beigetragen. Der Unterschied war, dass er die Initiative ergriffen hatte und die Verantwortung für sein Handeln übernahm. Die Lösungsansätze wurden ihm nicht vorgeschrieben, er hatte sie sich erarbeitet.

Sie erreichen durch eine humorvolle Sichtweise, dass Ihr vermeintliches Scheitern eigentlich nur eine Grenzerfahrung ist. Dies wird Ihnen helfen, Ihre Zukunft autonomer zu gestalten.

Bezugnehmend auf den Dienst in Unterbesetzung hatten wir wieder die Verantwortung für uns übernommen. Auch Sie können aktiv und selbstbewusst agieren, wenn Sie sich Ihrer selbst bewusst sind! Dann wird Ihnen klar, dass Sie es sind, die entscheiden, wie Sie mit dem Tag umgehen. Das defizitorientierte Denken wird durch eine Neuausrichtung nach Verantwortung und Lösungssuche helfen, den Tag aktiv zu gestalten.

Resilienzfaktor 6: Zukunftsplanung

Sie können anfangen, neue Pläne für die Zukunft zu schmieden, wenn Sie die Vergangenheit und Gegenwart akzeptieren. Menschen, die ihre medizinische Behandlung annehmen, genesen schneller, wenn sie ein Ziel vor Augen haben. Auf der Intensivstation für Schwerbrandverletzte erlebten wir häufig, dass Patienten sich aufgaben, die keinen Sinn in ihrem Leben sahen. Nach einem schweren traumatischen Ereignis fehlte ihnen die Kraft, sich wieder ins Leben zurück zu kämpfen. Wenn die Familie zu Besuch kam, der Arbeitgeber Unterstützung signalisierte oder die Suche nach einer neuen Wohnung voranging, verlief die medizinische und menschliche Zusammenarbeit für die täglichen kleinen Schritte deutlich leichter. Durch die gestiegene Motivation kehrte die Handlungsfähigkeit zurück. Humor hat hier geholfen, den Patienten aufzuzeigen, dass es mehr in Ihrem Leben gibt als die klimatisierten 20 Quadratmeter Patientenzimmer. Humor brachte ein Stück Normalität zurück und ermöglichte zeitweise gedanklich einen kleinen Ausflug in die Welt außerhalb der Klinik: Wie hat mein Lieblingsverein gespielt? Und warum ist der Sommer eigentlich so verregnet? Nach diesen Gesprächen fiel häufig die Pflege leichter, und die Kooperation war gestiegen. Die wiedergewonnene Erkenntnis „Es gibt noch etwas Schönes in meinem Leben" in Verbindung mit einem Lächeln oder Lachen lenkte den Wahrnehmungsfokus ins Positive.

In der Zukunftsplanung kommen viele Resilienzfaktoren zusammen. Wenn Sie anfangen, nach Möglichkeiten für den Tag zu suchen, gestalteten Sie zeitgleich auch Ihre Zukunft, verlassen die Opferrolle, akzeptieren die Situation und lassen wieder Optimismus zu. Die Fähigkeit, wieder die eigene Zukunft zu planen, beinhaltet die Fokussierung auf das eigentliche Ziel (z. B Genesung bei Patienten). Hinzu kommt ebenfalls, dass Sie sich mit möglichen Komplikationen auseinandersetzen und sich selber als einen Teil der Lösung betrachten. Fragen Sie sich: „Was kann ich zu der Lösung beitragen?" Sie verlassen dadurch automatisch die Opferrolle. Eine flexible Denk- und Handlungsweise ist eine wichtige Ressource, die Ihnen hilft, alternative Möglichkeiten in Betracht zu ziehen. Sobald Sie in festgefahrene Handlungsmuster verharren, wird es Ihnen schwerfallen, flexible Lösungen zu finden. Ihr Humor hilft Ihnen, mit den Anforderungen des Lebens variabler umzugehen. Bereits kleine Erfolge lassen Ihren Optimismus wachsen, Sie werden mutiger und handlungsfähiger.

Resilienzfaktor 7: Netzwerkorientierung

Häufig wurde ich gefragt: „Du hast sechzehn Jahre auf der Intensivstation für Schwerbrandverletzte gearbeitet. Wie hast du das bloß ausgehalten?" Die Antwort fällt leicht: „Das ist im Grunde ganz einfach: weil wir uns im Team gegenseitig gestärkt haben."

Resiliente Menschen sind in der Lage, Hilfe und Unterstützung anzunehmen. Es ist gut zu wissen, dass Sie mit Ihren Gefühlen nicht alleine sind (Abb. 5.4). Wenn Sie sich bei der Arbeit als gesamtes Behandlungsteam verstehen und beispielsweise seit Wochen um das Leben eines Patienten kämpfen, ist es enorm wichtig, dass Sie diese Belastung gemeinsam tragen. Bei der morgendlichen Aufteilung der Patienten wird Rücksicht genommen, wenn jemand sagt: „Ich war drei Tage bei Herrn Baum, ich würde heute gerne zu Frau Blume gehen." Diese Verbundenheit mit den Kollegen gibt Ihnen die Zuversicht, die Aufgaben zu meistern. Geteiltes Leid ist halbes Leid, und geteilte Freude ist doppelte Freude! Wenn Sie den Arbeitstag mit sympathischen Arbeitskollegen verbringen, kann kommen, was will. Sie tragen die Zuversicht in sich, dass Sie es zusammen schaffen werden. Beruflich wie privat spiegelt sich der enorme Wert eines Netzwerkes von lieben, verlässlichen Menschen wieder. Der Freundeskreis und die intakte

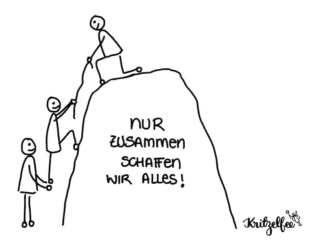

Abb. 5.4 Gemeinsam stark (Zeichnerin: Martje Kleinhans. Mit freundl. Genehmigung von Matthias Prehm)

Familie sind keine Selbstverständlichkeit. Resiliente Menschen pflegen aktiv ihre Beziehungen und sehen diese Kontakte nicht als Börse für Gefälligkeiten. Nutzen Sie Humor, um zu anderen Menschen gute Beziehungen zu pflegen.

Bereits ein Lächeln wirkt sympathisch, und ein aufrichtiges Lachen erhöht die Bereitschaft, Konflikte gemeinsam zu lösen. Dies alles ist kein Ergebnis aus Zufall oder Glück. Wenn Sie aktiv und bewusst Ihr soziales Umfeld gestalten, fördern Sie Ihre Resilienzfähigkeiten.

Wie können Sie Ihre Resilienz durch Humor fördern?

Was hat Resilienz mit Humor zu tun? Sie haben erfahren, dass ein Mensch resilient ist, wenn sich zeigt, dass er in einer schwierigen oder belastenden Situation verschiedene Kompensationsmechanismen anwenden kann. Je resilienter also jemand ist, desto leichter fällt es ihm, belastende Situationen zu bewältigen. Bezeichnend für eine Krise ist die Problematik, dass Sie mit Ihren bisherigen Lösungsstrategien keinen Erfolg hatten. Daher ist ein Umdenken erforderlich und Ihre Willenskraft, nach neuen Möglichkeiten zu suchen und diese in die Tat umzusetzen. Humor ist ebenfalls eine Ressource, die es uns ermöglicht, die Belastung schneller zu überstehen oder sogar gestärkt daraus hervorzugehen.

Sie haben in diesem Buch bereits erfahren, das Humor eine Haltung der Gelassenheit ist. Ein befreiendes Lachen hilft uns, leichter die Perspektive zu wechseln. So können Sie Fehler eher akzeptieren, und Sie lernen andere Wege kennen, mit Enttäuschungen umzugehen. Wenn Sie in der Lage sind, eine Situation von verschiedenen Standpunkten aus zu betrachten, werden Sie eigene Grenzen erfahren und eventuell darüber hinausgehen können. Sie werden feststellen, dass es kein festgeschriebenes Schicksal gibt und Sie immer noch eine weitere Möglichkeit für die Lösung haben. Somit bleiben Sie handlungsfähig und agieren aktiv als Gestalter Ihres Lebens. Sie sind ständig einem allgemeinen Lebensrisiko ausgesetzt, es gibt also keine Garantie, dass Ihnen nie etwas passieren wird.

Auch für Ihren Humor ist es bezeichnend, dass Sie Ihre Fröhlichkeit bewahren, obwohl es im Leben Höhen und Tiefen gibt. Sie bewahren sich dauerhaft Ihre positive Grundeinstellung, trotz Fehler und unvorhergesehene Ereignisse. Daher ist Humor eine wichtige Ressource, die Ihnen hilft, gelassener den täglichen Herausforderungen entgegenzutreten. Sie distanzieren sich innerlich von der Problematik und bleiben souverän. Im Zusammenspiel mit den genannten Resilienzfähigkeiten verschafft Ihnen Ihr Humor die notwendige Einstellung, die Geschehnisse um Sie herum realistisch zu bewerten. Jeder von Ihnen hat einen Sinn für Humor! Bewahren und pflegen Sie ihn!

Literatur

Frankl V (2009) …trotzdem Ja zum Leben sagen: Ein Psychologe erlebt das Konzentrationslager. Kösel Verlag, München

Mourlane D (2013) Resilienz. BusinessVillage Verlag, Göttingen

Rampe M (2010) Der R-Faktor – Das Geheimnis unserer inneren Stärke. Books on Demand, Frankfurt am Main

Werner E, Smith R (2001) Journeys from Childhood to Midlife: Risk. Cornell University Press, Ithaca, New York, Resilience and Recovery

Printed by Wilco bv, the Netherlands